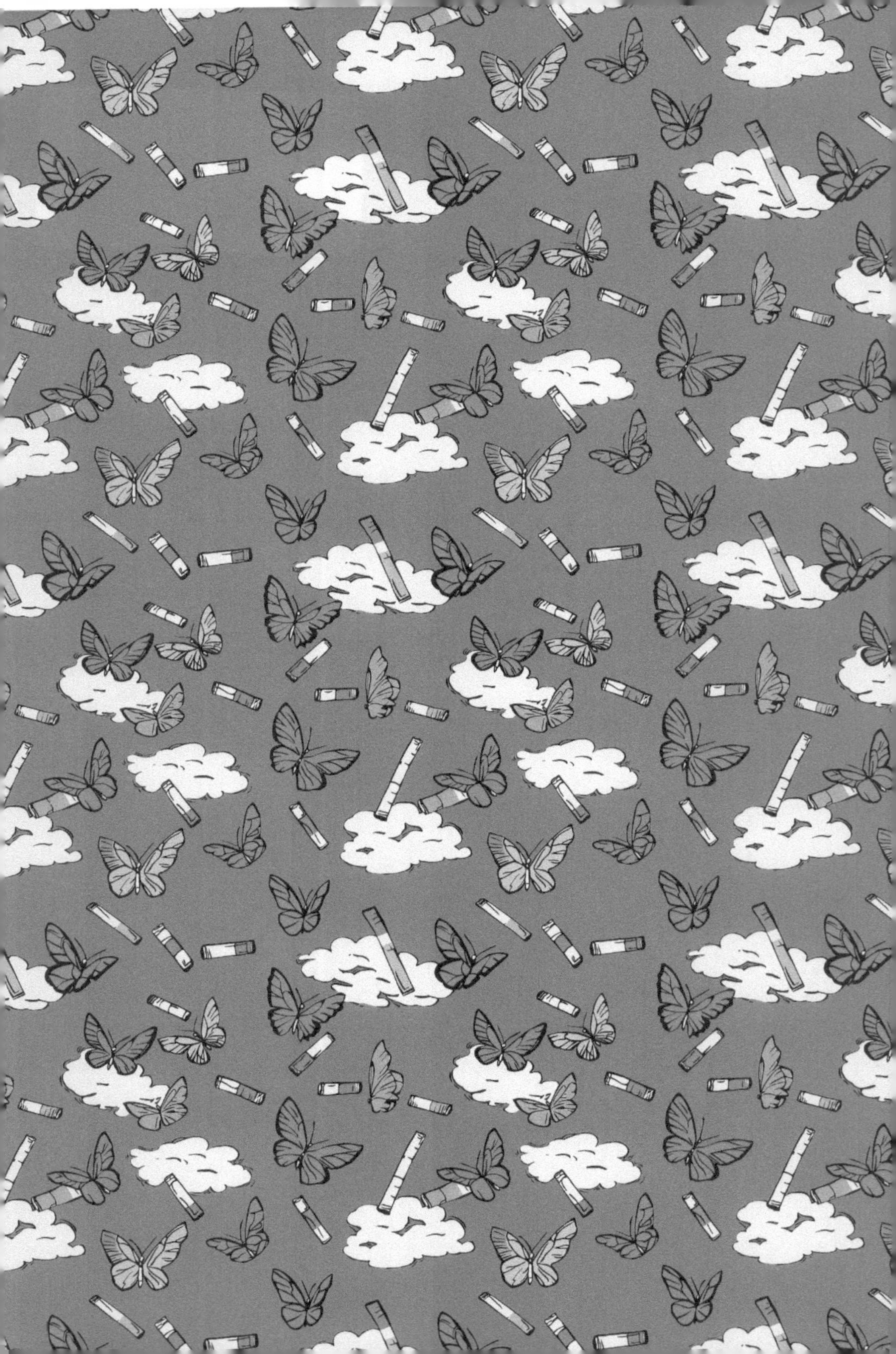

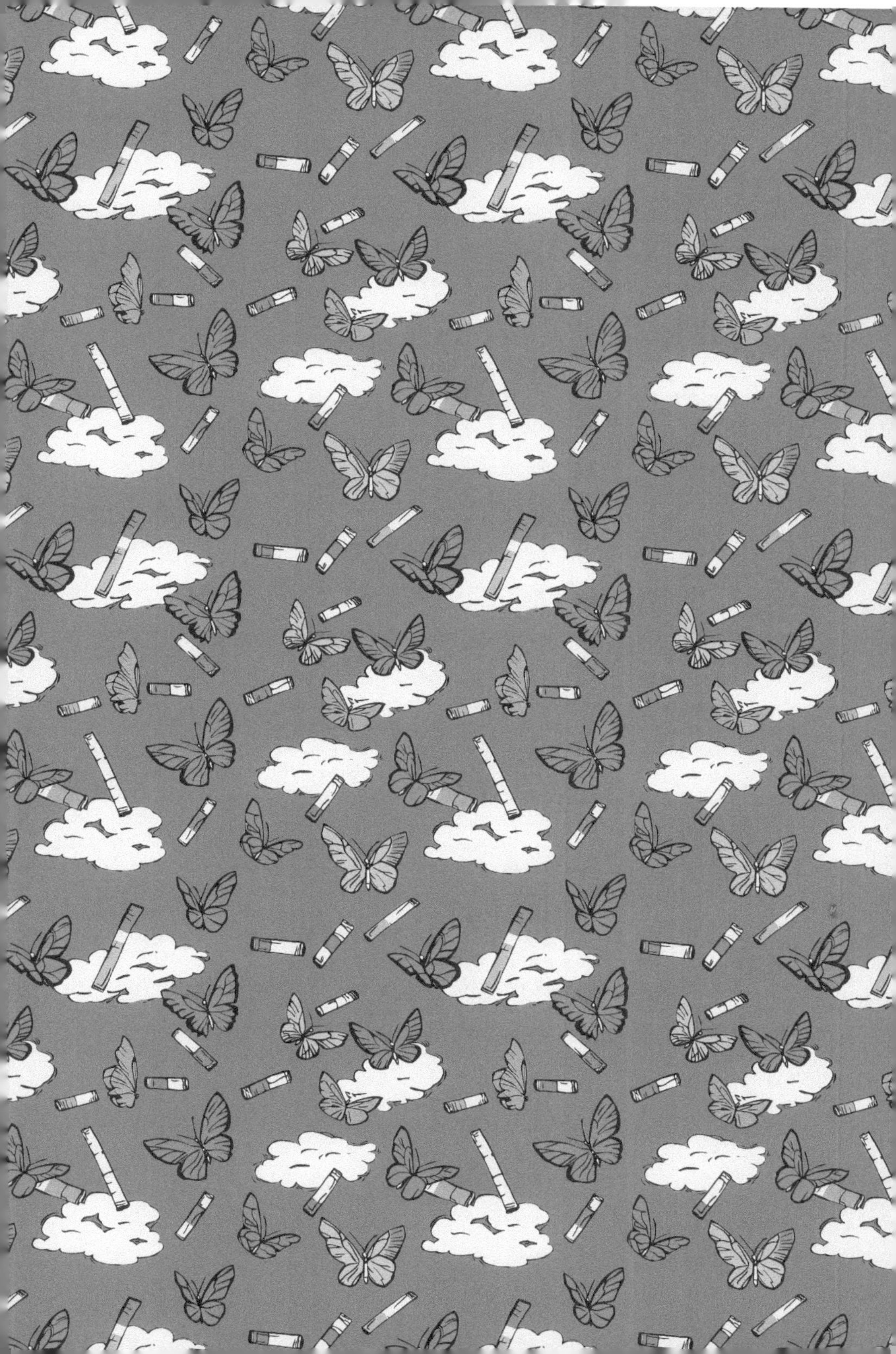

Impressão legal

Saage Media GmbH
c/o SpinLab – The HHL Accelerator
Spinnereistraße 7
04179 Leipzig, Germany
E-Mail: contact@SaageMedia.com
Web: www.SaageMedia.com
Commercial Register: Local Court Leipzig, HRB 42755 (Handelsregister: Amtsgericht Leipzig, HRB 42755)
Managing Director: Rico Saage (Geschäftsführer)
VAT ID Number: DE369527893 (USt-IdNr.)

Editora: Saage Media GmbH
Publicação: 02.2025
Design da capa: Saage Media GmbH
ISBN Capa mole (pt): 978-3-384-52179-8
ISBN Ebook (pt): 978-3-384-52180-4

Legal / Avisos

Os links externos e referências às fontes listados neste livro foram verificados no momento da publicação. O autor não tem influência sobre os designs e conteúdos atuais e futuros das páginas vinculadas. O fornecedor do site vinculado é o único responsável por conteúdos ilegais, incorretos ou incompletos, bem como por danos decorrentes do uso ou não uso das informações, não quem se refere à respectiva publicação através de links. Todas as fontes externas utilizadas estão listadas na bibliografia. Apesar do cuidadoso controle de conteúdo, não assumimos responsabilidade pelo conteúdo de fontes externas. Os operadores das fontes citadas são os únicos responsáveis pelo seu conteúdo. Imagens e fontes de terceiros são marcadas como tal. A reprodução, processamento, distribuição e qualquer tipo de exploração fora dos limites dos direitos autorais requerem o consentimento por escrito do respectivo autor ou criador.
Este livro foi traduzido do alemão. Desvios do original ou erros de tradução não podem ser completamente descartados. Todas as fontes citadas no livro estão disponíveis em inglês. Não nos responsabilizamos por quaisquer imprecisões ou mal-entendidos de conteúdo que possam surgir através da tradução.
Os dados nos diagramas que não estão explicitamente marcados com uma fonte não são baseados em estudos, mas são suposições não vinculativas para melhor visualização.
Este livro foi criado usando Inteligência Artificial (IA) e outras ferramentas. Entre outras coisas, foram utilizadas ferramentas para pesquisa, escrita/edição e geração de ilustrações decorativas. Apesar do controle, os erros não podem ser completamente descartados. Gostaríamos de enfatizar que o uso de IA serve como uma ferramenta de suporte para proporcionar aos nossos leitores uma experiência de leitura de alta qualidade e inspiradora.

As referências e citações contidas neste livro foram cuidadosamente pesquisadas e reproduzidas em seu sentido. A interpretação e apresentação do conteúdo citado reflete a visão do autor e não necessariamente corresponde à intenção ou opinião dos autores originais. Em citações contextuais, as principais declarações das fontes originais foram incorporadas ao contexto desta obra de acordo com o melhor conhecimento e consciência, mas podem diferir das formulações e nuances de significado originais devido à transferência e simplificação. Todas as fontes utilizadas estão listadas completamente na bibliografia e podem ser consultadas no original. A responsabilidade pela interpretação e incorporação contextual do conteúdo citado é do autor deste livro. Para questões científicas e informações detalhadas, recomenda-se consultar as fontes originais. O autor se esforçou para apresentar assuntos científicos complexos de forma compreensível. Simplificações e generalizações não podem ser excluídas. Nenhuma garantia pode ser dada quanto à precisão técnica e completude das apresentações simplificadas. A reprodução contextual de citações e descobertas científicas é feita conscienciosamente em conformidade com o direito de citação de acordo com § 51 da Lei de Direitos Autorais e todas as disposições relevantes de direitos autorais de outros países. Na simplificação, transferência e possível tradução de conteúdo científico para uma linguagem geralmente compreensível, nuances de significado e detalhes técnicos podem ser perdidos. O autor não reivindica direitos sobre as obras citadas e respeita todos os direitos autorais dos autores originais. Se for identificado um uso não autorizado, o autor solicita notificação para tomar as medidas apropriadas. Para fins acadêmicos e uso como referência científica, recomenda-se expressamente recorrer às fontes originais. A apresentação simplificada serve exclusivamente para informação científica popular.

As informações contidas neste livro sobre a cessação do tabagismo e a desintoxicação do tabaco foram cuidadosamente pesquisadas e compiladas da melhor maneira possível. No entanto, não se pode garantir a precisão e a completude dos métodos e estratégias apresentados. Os métodos de desintoxicação e conselhos apresentados devem ser entendidos como medidas de apoio e não substituem a orientação individual de profissionais de saúde. Antes de iniciar um programa de cessação do tabagismo, é fortemente recomendado consultar um médico ou conselheiro de dependência, especialmente em caso de condições pré-existentes ou uso de medicamentos. Não se assume responsabilidade por danos à saúde ou consequências que resultem da aplicação dos métodos descritos. A utilização das informações e a implementação dos conselhos ocorrem por conta e risco do usuário. Todos os nomes de marcas, denominações de produtos e nomes comerciais mencionados são propriedade de seus respectivos titulares de direitos. A menção de produtos e marcas serve exclusivamente para fins informativos. As descobertas científicas e os resultados de estudos correspondem ao estado no momento da impressão. Novas descobertas e desenvolvimentos na área da cessação do tabagismo podem levar a recomendações divergentes. As fontes utilizadas e a literatura adicional estão listadas no apêndice. Todos os conteúdos, especialmente as estratégias e programas especificamente desenvolvidos para a cessação do tabagismo, estão protegidos por direitos autorais.

Bendis Saage

Desmame Tabágico: Guia Completo Para Parar de Fumar

Métodos comprovados, estratégias práticas e técnicas eficazes para abandonar o tabagismo e manter uma vida livre do cigarro

104 Fontes
41 Diagramas
21 Imagens
7 Ilustrações

Queridos leitores,

agradecemos de coração por terem escolhido este livro. Com a vossa escolha, não só nos deram a vossa confiança, mas também parte do vosso precioso tempo. Agradecemos muito.

Parar de fumar é uma das decisões de saúde mais importantes - e muitas vezes uma das mais difíceis. Este livro técnico oferece um caminho fundamentado cientificamente e testado na prática para uma vida sem fumo. Ele combina descobertas atuais da pesquisa sobre dependência com métodos comprovados de desintoxicação, levando em consideração especialmente as diferentes necessidades de mulheres e homens. Os leitores se beneficiam de uma abordagem estruturada que trata tanto dos mecanismos biológicos da dependência de nicotina quanto dos aspectos psicológicos da cessação do tabaco. Estratégias concretas para lidar com estresse, controle de peso e desafios sociais tornam o caminho para se tornar um não fumante compreensível e viável. O livro acompanha todas as fases da cessação do fumo - desde a preparação até a interrupção do fumo e a estabilização a longo prazo da liberdade do tabaco. Dê o primeiro passo para uma vida mais saudável - com um companheiro comprovado ao seu lado.

Este guia fornece informações compreensíveis e práticas sobre um tópico complexo. Graças a ferramentas digitais desenvolvidas internamente que também utilizam redes neurais, pudemos realizar pesquisas extensivas. O conteúdo foi estruturado de forma ideal e desenvolvido até a versão final para fornecer uma visão geral bem fundamentada e facilmente acessível. O resultado: você obtém uma visão abrangente e se beneficia de explicações claras e exemplos ilustrativos. O design visual também foi otimizado por meio deste método avançado para que você possa captar e usar as informações rapidamente.

Nos esforçamos pela máxima precisão, mas agradecemos qualquer indicação de possíveis erros. Visite nosso site para encontrar as últimas correções e adições a este livro. Estas também serão incorporadas em edições futuras.

Esperamos que goste de ler e descubra coisas novas! Se tiver sugestões, críticas ou perguntas, aguardamos seu feedback. Somente através da troca ativa com vocês, leitores, as futuras edições e obras poderão se tornar ainda melhores. Mantenha-se curioso!

Bendis Saage

Saage Media GmbH - Equipe

- www.SaageBooks.com/pt
- support@saagemedia.com
- Spinnereistraße 7 - c/o SpinLab – The HHL Accelerator, 04179 Leipzig, Germany

Acesso rápido ao conhecimento

Para garantir uma experiência de leitura ideal, gostaríamos de familiarizá-lo com as principais características deste livro:

- **Estrutura Modular:** Cada capítulo é independente e pode ser lido separadamente dos outros.
- **Pesquisa Aprofundada:** Todos os capítulos são baseados em pesquisa minuciosa e são apoiados por referências científicas. Os dados mostrados nos diagramas servem para melhor visualização e são baseados em suposições, não nos dados fornecidos nas fontes. Uma lista abrangente de fontes e créditos de imagem pode ser encontrada no apêndice.
- **Terminologia Clara:** Termos técnicos sublinhados são explicados no glossário.
- **Resumos dos Capítulos:** No final de cada capítulo, você encontrará resumos concisos que fornecem uma visão geral dos pontos principais.
- **Recomendações Concretas:** Cada subcapítulo conclui com uma lista de conselhos específicos para ajudá-lo a colocar em prática o que aprendeu.

Materiais bônus adicionais em nosso site

Em nosso site, planejamos disponibilizar os seguintes materiais exclusivos:

- Conteúdo bônus e capítulos adicionais
- Um resumo geral compacto
- Uma versão em radionovela. (Em planejamento)

O site está atualmente em construção.

www.SaageBooks.com/pt/desmame_tabagico-bonus-1OCVPL

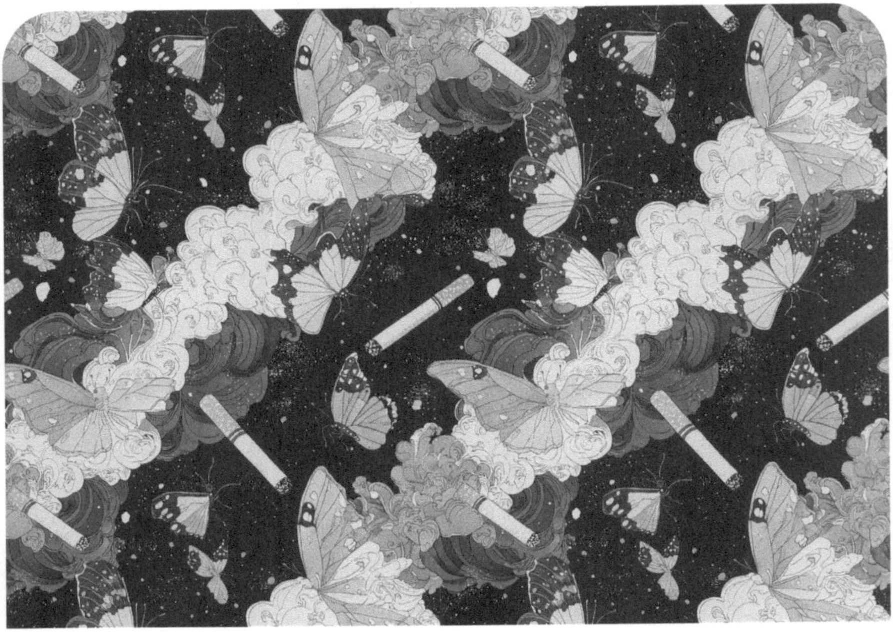

Índice

- 3. Livre do fumo no dia a dia
    - 3. 1 Estratégias de enfrentamento
        - Gestão do stress sem cigarros
        - Desenvolver ações substitutas
        - Dominar situações de risco
    - 3. 2 Ambiente social
        - Apoio da família
        - Criar zonas livres de fumo
        - Utilizar a dinâmica de grupo
    - 3. 3 Adaptação do estilo de vida
        - Mudança na alimentação
        - Estabelecer rotinas de exercício

1. Fundamentos para parar de fumar

Por que tantas pessoas têm dificuldade em parar de fumar, mesmo quando estão decididas a fazê-lo? O caminho para a liberdade do tabaco passa pela compreensão dos processos físicos e mentais que desempenham um papel na dependência da nicotina. O sucesso na desintoxicação baseia-se em métodos cientificamente fundamentados que consideram tanto os aspectos biológicos quanto os comportamentais. Os efeitos positivos na saúde e na qualidade de vida são perceptíveis desde o início. Neste capítulo, você descobrirá quais mecanismos controlam sua dependência e como pode utilizá-los a seu favor.

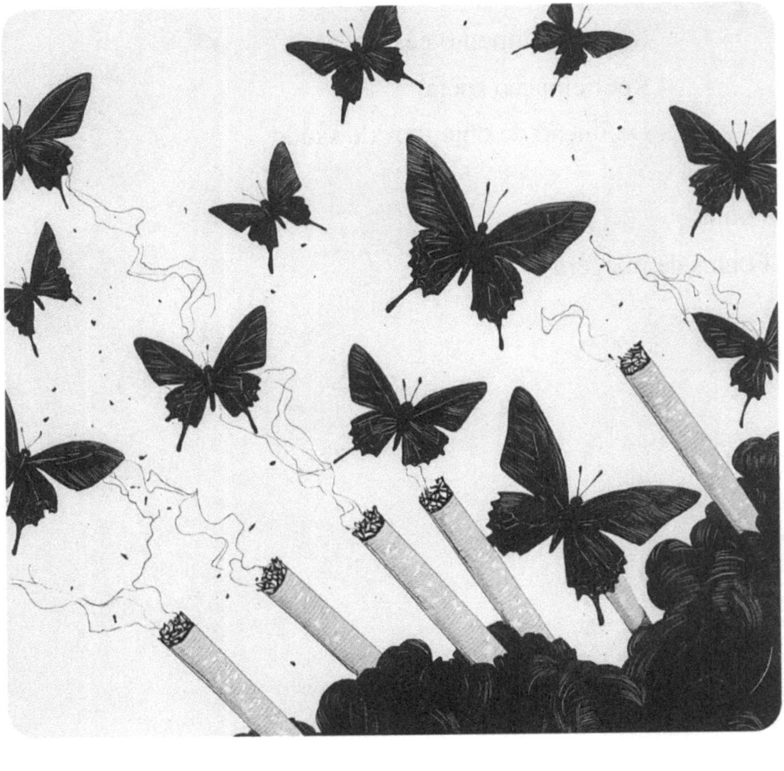

1. 1 Mecanismos biológicos

A dependência de nicotina surge de interações complexas entre a nicotina e o sistema nervoso. A ligação da nicotina a receptores no cérebro influencia a liberação de neurotransmissores como a dopamina, o que leva a sensações agradáveis e ao desejo de consumo repetido. Ao mesmo tempo, ocorrem mudanças neuroadaptativas que causam sintomas de abstinência ao parar de fumar. Essas mudanças afetam, entre outras coisas, o número e a sensibilidade dos receptores, bem como o metabolismo e a regulação do apetite. Fatores genéticos também desempenham um papel na ação da nicotina e no risco individual de dependência. Compreenda as bases biológicas da dependência de nicotina e abra caminho para um futuro sem fumo.

A dependência de nicotina é um fenômeno biológico complexo, que surge da interação da nicotina com o sistema nervoso, especialmente o sistema de recompensa da dopamina, e é modulada por fatores genéticos. Não é uma fraqueza de caráter.

Compreender a dependência física

A dependência física do tabaco surge através de mecanismos biológicos complexos, que se baseiam essencialmente na interação da nicotina com o sistema nervoso. A nicotina se liga aos receptores nicotínicos de acetilcolina (nAChRs), especialmente à subunidade $\alpha4\beta2^*$, que é amplamente distribuída no cérebro [s1]. Essa ligação provoca a liberação de vários neurotransmissores, principalmente dopamina. A dopamina ativa o sistema de recompensa no cérebro, levando às sensações agradáveis que os fumantes experimentam e que os motivam ao consumo repetido [s2]. O consumo crônico de nicotina leva a mudanças neuroadaptativas. O número de nAChRs aumenta para compensar a constante entrada de nicotina [s3]. Ao mesmo tempo, ocorre também uma dessensibilização dos receptores, o que diminui a resposta à nicotina e faz com que os fumantes precisem de mais tabaco para alcançar o mesmo efeito [s4]. Essa dessensibilização, combinada com o aumento do número de receptores, cria um estado em que o cérebro se acostuma a uma constante entrada de nicotina. Quando a entrada de nicotina é interrompida, surgem sintomas de abstinência. Esses sintomas surgem, entre outras coisas, devido a uma superativação do sistema de receptores CRF-CRF1, que está associado a reações de estresse [s2]. Os sintomas de abstinência – como irritabilidade, ansiedade, aumento do apetite ou alterações de humor depressivas – intensificam o desejo por nicotina e aumentam o risco de recaída [s4]. Compreender esses mecanismos pode ajudar os fumantes a ver a dependência física como um fenômeno biológico e não como uma falha pessoal. A percepção de que fatores genéticos influenciam a sensibilidade à nicotina e a taxa de metabolização pode ainda aumentar a motivação para a cessação [s1]. Assim, variações genéticas no gene CYP2A6, que regula a metabolização da nicotina, podem influenciar o risco de dependência [s4]. A dependência física compartilha semelhanças neurobiológicas com outras dependências, como a dependência de alimentos altamente calóricos [s5]. Em ambos os casos, o sistema de recompensa dopaminérgico desempenha um papel central e a disponibilidade de receptores D2 correlaciona-se com a gravidade da dependência. Aqui também, o consumo crônico pode levar a uma diminuição dos receptores D2 e iniciar um ciclo de consumo excessivo e sintomas de abstinência [s5]. Essas paralelas sublinham a complexidade da dependência e a importância de uma consideração abrangente que leve em conta tanto fatores biológicos quanto comportamentais [s6]. O papel do microbioma na regulação da recompensa e no desenvolvimento da dependência é um campo de pesquisa promissor que pode possibilitar novas abordagens terapêuticas no futuro [s5].

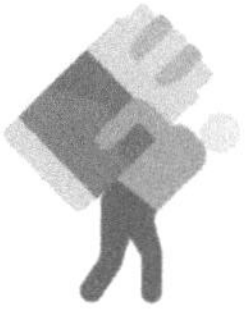

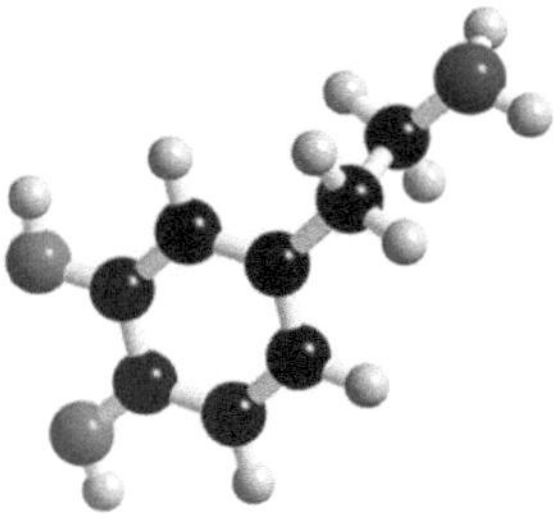

Dopamina [i1]

Bom saber

Dessensibilização

Dessensibilização descreve a diminuição da sensibilidade dos receptores no cérebro à nicotina. Isso faz com que os fumantes precisem de cada vez mais nicotina ao longo do tempo para alcançar o mesmo efeito.

Microbioma

O microbioma, a totalidade dos microrganismos no intestino, pode influenciar a regulação da recompensa e o desenvolvimento da dependência. A pesquisa investiga como o microbioma modula a resposta à nicotina e os sintomas de abstinência.

Mudanças neuroadaptativas

Mudanças neuroadaptativas são adaptações no cérebro que ocorrem em resposta ao consumo crônico de nicotina. Essas mudanças podem influenciar o número e a sensibilidade dos receptores e levar ao desenvolvimento de tolerância e dependência.

Neurotransmissores

Neurotransmissores são mensageiros químicos no cérebro que transmitem sinais entre as células nervosas. A nicotina influencia a liberação de vários neurotransmissores, incluindo dopamina, contribuindo para os efeitos viciantes do fumo.

Dependência de nicotina e sintomas de abstinência

Correlação entre a ingestão de nicotina e a gravidade dos sintomas de abstinência.

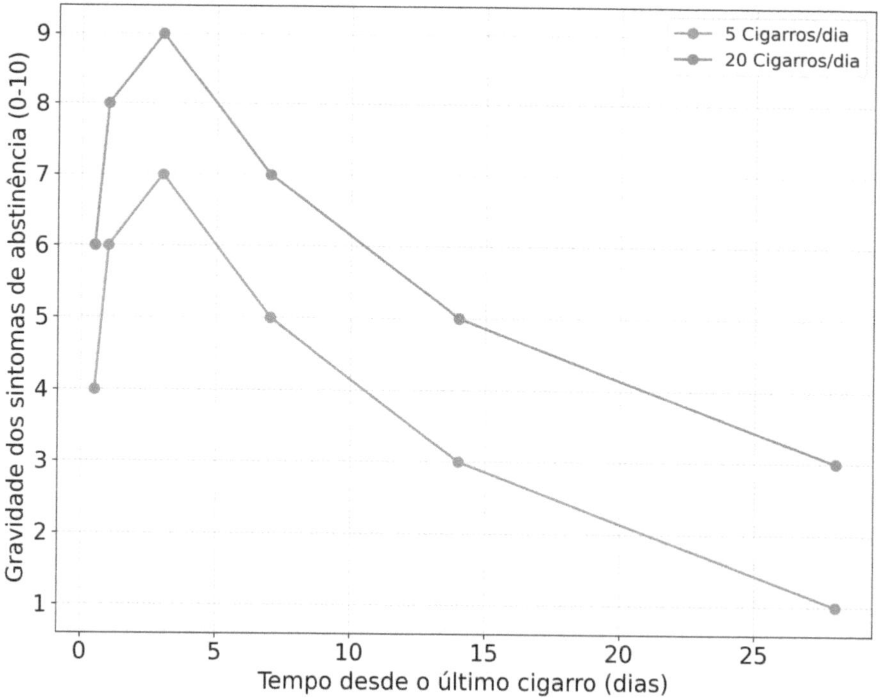

Este gráfico ilustra o padrão típico de abstinência da nicotina. A gravidade dos sintomas atinge o pico nos primeiros dias após a cessação e diminui gradualmente ao longo de várias semanas. Quanto maior a ingestão de nicotina (representada por cigarros por dia), mais intensos serão os sintomas de abstinência. Isso destaca a importância do suporte personalizado durante as tentativas de parar de fumar, especialmente para fumantes inveterados.

Efeito da nicotina no cérebro

A nicotina influencia a função cerebral de várias maneiras. Além da já mencionada ligação aos receptores nicotínicos de acetilcolina e a subsequente liberação de dopamina, a nicotina também interfere diretamente no metabolismo de outros neurotransmitter. Ela inibe a atividade da monoaminoxidase, uma enzima responsável pela degradação de neurotransmissores como noradrenalina, serotonina e dopamina [s7]. Essa inibição resulta em um aumento da concentração dessas substâncias mensageiras na fenda sináptica, o que intensifica a transmissão de sinais e influencia o humor, a motivação e a atenção. Assim, o efeito estimulante da nicotina, que muitos fumantes relatam, pode ser parcialmente atribuído a esse mecanismo. Outro aspecto do efeito da nicotina diz respeito aos receptores nicotínicos de acetilcolina que contêm $\alpha5$. Enquanto os $\alpha4\beta2$-nAChRs mediam os efeitos recompensadores da nicotina, os receptores $\alpha5$ parecem limitar esses efeitos, possivelmente mediando os efeitos aversivos de altas doses de nicotina [s8]. Essa complexa interação entre diferentes subtipos de receptores contribui para a regulação do efeito da nicotina e explica por que algumas pessoas reagem de forma mais sensível à nicotina do que outras. O papel do glutamato, outro neurotransmissor importante, também é significativo. A nicotina aumenta a liberação de glutamato, o que, por sua vez, estimula os neurônios dopaminérgicos e contribui para o efeito de recompensa [s8]. Durante a abstinência, a transmissão de glutamato diminui, levando a um estado hipoglutamatérgico que pode intensificar sintomas de abstinência, como alterações de humor ou dificuldades de concentração [s8]. Compreender esses processos neuronais multifacetados pode ajudar os fumantes a entender melhor as bases neurobiológicas de sua dependência e fortalecer a motivação para a cessação. Por exemplo, a percepção de que a nicotina não apenas ativa o sistema de recompensa, mas também interfere no metabolismo de outros neurotransmissores e perturba a homeostase do glutamato, pode esclarecer a necessidade de uma abstinência completa da nicotina.

Bom saber

monoaminoxidase

A monoaminoxidase (MAO) é uma enzima que degrada neurotransmissores como noradrenalina, serotonina e dopamina. A nicotina inibe a atividade da MAO, resultando em um aumento da concentração desses neurotransmissores no cérebro e intensificando os efeitos da nicotina sobre o humor, a motivação e a atenção.

noradrenalina

A noradrenalina é um neurotransmissor envolvido na resposta ao estresse e aumenta a atenção e a vigilância. A nicotina influencia o metabolismo da noradrenalina, resultando em uma maior concentração de noradrenalina no cérebro, o que explica o efeito estimulante da nicotina.

receptores nicotínicos de acetilcolina

Os receptores nicotínicos de acetilcolina (nAChRs) são receptores no cérebro aos quais a nicotina se liga. A ligação da nicotina a esses receptores leva à ativação do sistema de recompensa e à liberação de dopamina, resultando em uma sensação de satisfação e bem-estar, além de promover o desenvolvimento da dependência. Diferentes subtipos desses receptores, como $\alpha 4\beta 2$ e $\alpha 5$, desempenham papéis distintos no efeito e na dependência da nicotina.

Impacto da Nicotina no Cérebro

Intensidade de ativação da área do cérebro pela influência da nicotina relacionada à recompensa, humor e cognição.

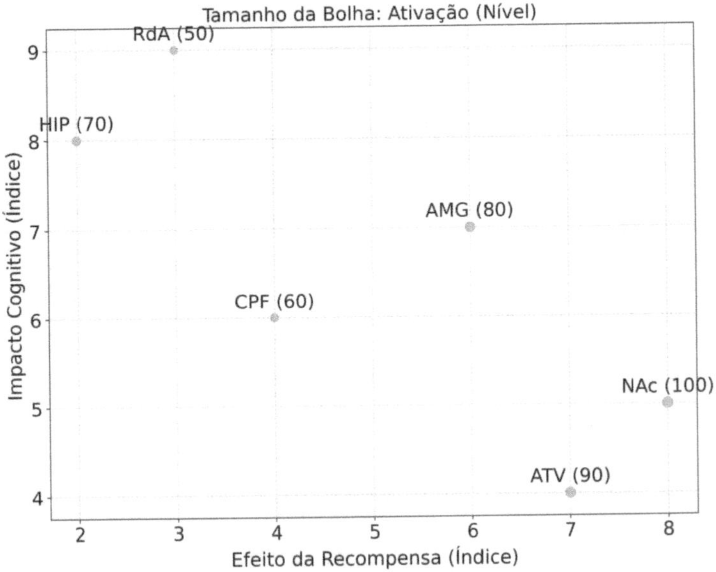

Blasengröße: Ativação (Nível)

AMG: Amígdala (Humor)

ATV: Área Tegmental Ventral (Dopamina)

CPF: Córtex Pré-Frontal (Tomada de Decisões)

HIP: Hipocampo (Memória)

NAc: Núcleo Accumbens (Recompensa)

RdA: Redes de Atenção (Foco)

O gráfico de bolhas visualiza o impacto da nicotina em várias regiões do cérebro. Bolhas maiores indicam uma influência mais forte da nicotina nessa área específica. A via de recompensa, envolvendo o núcleo accumbens, mostra uma ativação proeminente, explicando a natureza viciante da nicotina. As áreas de regulação do humor, como a amígdala e o córtex pré-frontal, também são significativamente afetadas, ilustrando o impacto da nicotina nos estados emocionais. Áreas cognitivas como o hipocampo e as redes de atenção também exibem ativação, refletindo a influência da nicotina na memória e na concentração.

Metabolismo processos ao fumar

Fumar influencia o metabolismo de várias maneiras. A nicotina, o princípio ativo do tabaco, não apenas altera a atividade neuronal no cérebro, mas também interfere diretamente no metabolismo energético do corpo. A nicotina aumenta o consumo de energia em cerca de 10% ao longo de 24 horas, o que, com a ingestão calórica constante, pode levar à redução de peso [s9]. Esse efeito explica em parte por que algumas pessoas observam um ganho de peso após parar de fumar. Aqueles que param de fumar e desejam controlar seu peso devem ajustar sua dieta e aumentar o consumo de calorias por meio de exercícios. Assim, pode-se evitar um aumento excessivo do peso corporal após a cessação do tabaco. Além do aumento do consumo de energia, a nicotina também influencia a regulação do apetite. Ela modula a liberação de vários hormônios, como norepinefrina, dopamina e serotonina, que estão envolvidos no controle do apetite no cérebro [s9]. Ao influenciar esses hormônios, a nicotina pode suprimir o apetite, o que também pode contribuir para a perda de peso. As interações entre a nicotina e o sistema dopaminérgico no cérebro desempenham um papel crucial no desenvolvimento da dependência de nicotina [s10]. A nicotina se liga aos receptores de acetilcolina, o que aumenta a liberação de dopamina. Esse aumento de dopamina ativa o sistema de recompensa no cérebro e reforça o comportamento de fumar. Ao mesmo tempo, o consumo repetido de nicotina leva ao desenvolvimento de tolerância, que é provocada por uma desensibilisierung dos receptores e uma alteração em seu número no cérebro [s10]. O desenvolvimento de tolerância implica que os fumantes, ao longo do tempo, precisam de quantidades cada vez maiores de nicotina para alcançar o mesmo efeito. A predisposição genética também influencia o efeito da nicotina e o risco de dependência. Variantes do gene CYP2A6 determinam a velocidade da degradação da nicotina no corpo [s11]. Metabolizadores lentos degradam a nicotina

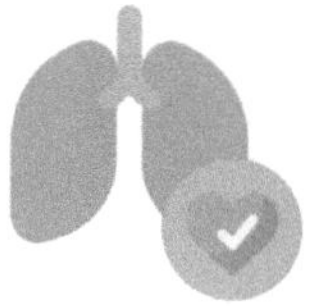

mais lentamente, o que resulta em uma duração de efeito mais longa e possivelmente em um desejo de fumar menor. Em contraste, metabolizadores rápidos podem desenvolver um desejo de fumar maior, uma vez que o nível de nicotina no sangue diminui mais rapidamente.

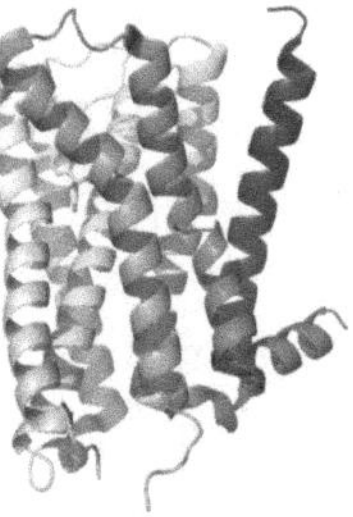

receptor de acetilcolina [i2]

Bom saber

Atividade Neuronal

A comunicação entre as células nervosas no cérebro é influenciada pela nicotina. Isso pode levar a mudanças no humor, concentração e comportamento.

Metabolismo

Os processos químicos no corpo que geram energia e mantêm as funções corporais são fortemente influenciados pelo fumo. Após parar de fumar, o metabolismo se normaliza lentamente.

Receptores de Acetilcolina

Receptores no cérebro aos quais a nicotina se liga e que desencadeiam a liberação de dopamina.

Desenvolvimento de Tolerância

A necessidade de consumir quantidades cada vez maiores de nicotina para alcançar o mesmo efeito.

Efeitos do Tabagismo no Metabolismo

Influência do tabagismo nos principais processos metabólicos.

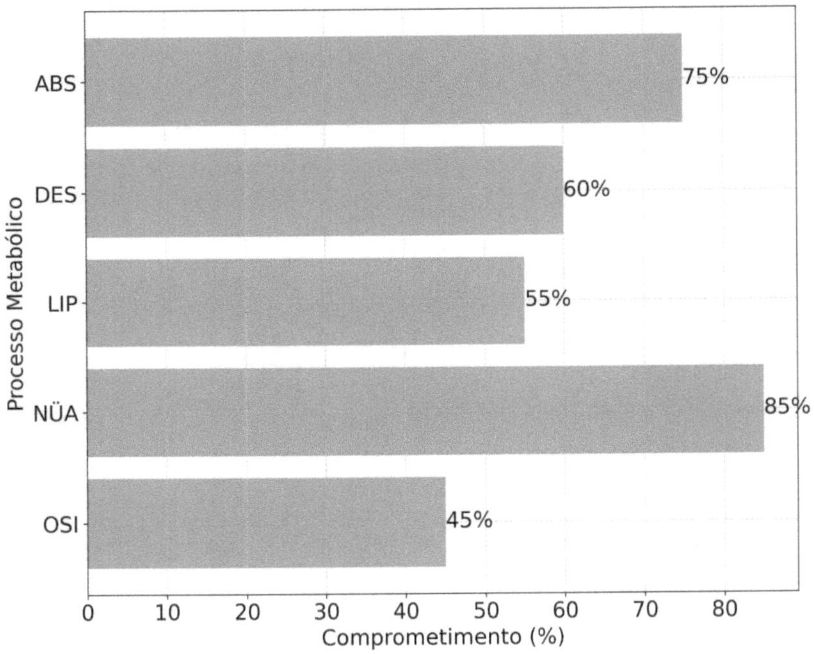

ABS: Desintoxicação

DES: Resistência à Insulina

LIP: Metabolismo Lipídico

NÜA: Absorção de Nutrientes

OSI: Estresse Oxidativo

O gráfico de barras horizontal visualiza o comprometimento de vários processos metabólicos devido ao tabagismo. Um valor mais alto indica um impacto negativo mais forte. Em particular, a resistência à insulina e o estresse oxidativo são fortemente afetados, o que ilustra os riscos do tabagismo para a saúde. O comprometimento da absorção de nutrientes enfatiza a necessidade de uma dieta balanceada durante a cessação do tabagismo.

Conselhos concretos

- Controle a liberação de dopamina através de novas recompensas saudáveis, como esportes, música ou atividades criativas.
- Direcione sua atenção para as mudanças neuronais: visualize como seus receptores se regeneram e o equilíbrio no cérebro é restaurado.
- Consuma alimentos ricos em proteínas para apoiar a produção de neurotransmissores como dopamina e serotonina.
- Beba água suficiente para acelerar a eliminação dos produtos metabólicos da nicotina e limpar seu sistema.
- Respire profundamente e de forma consciente para melhorar a oxigenação do cérebro e combater sintomas de abstinência, como inquietação.
- Massageie regularmente suas têmporas e pescoço para promover a circulação sanguínea no cérebro e aliviar tensões.
- Passe tempo na natureza para reduzir seus hormônios do estresse e apoiar a regeneração do seu sistema nervoso.
- Experimente exercícios baseados em mindfulness para aguçar sua percepção e reconhecer precocemente o desejo por cigarros.
- Encontre uma técnica de relaxamento que o ajude a lidar com os sintomas físicos da abstinência, como a relaxação muscular progressiva.
- Concentre-se nas mudanças positivas em seu corpo: sinta como seus sentidos de paladar e olfato melhoram.
- Reflita regularmente sobre seus progressos e recompense-se por cada marco alcançado para fortalecer sua motivação.

1. 2 Aspectos psicológicos

Este capítulo explora os aspectos psicológicos da cessação do tabaco e mostra como padrões de hábito, ligações emocionais e automatismos comportamentais dificultam a liberdade do fumo. Você aprenderá a entender as conexões entre seus sentimentos, pensamentos e seu comportamento de fumar. A identificação de gatilhos individuais e sua mudança consciente são cruciais para o sucesso. Prepare-se para decifrar seus padrões pessoais de fumar e retomar o controle sobre seu comportamento.

Compreender as conexões psíquicas e emocionais com o fumo é a chave para o sucesso e a durabilidade na cessação do tabaco.

Reconhecer padrões de hábito

Reconhecer padrões de hábito é o primeiro passo para um sucesso na cessação do tabagismo. Fumar raramente é uma ação isolada, mas sim inserida em rotinas diárias. Esses padrões estão frequentemente associados a certos estímulos e situações que desencadeiam o desejo de fumar. Situações sociais podem ser, entre outras, um desses gatilhos [s12]. Muitos fumantes relatam que fumam mais na companhia de outros e se sentem mais integrados ao grupo. Estímulos sensoriais, como o cheiro de café ou a sensação de um isqueiro na mão, também podem intensificar o desejo [s13]. O cérebro aprende a associar esses estímulos à recompensa da nicotina, levando a comportamentos automatizados. A compreensão de que fumar é frequentemente mantido por reforços positivos e negativos é crucial [s14]. Enquanto os efeitos positivos da nicotina são imediatamente perceptíveis, as consequências negativas para a saúde são frequentemente percebidas como incertas e distantes no tempo. A identificação desses gatilhos individuais é, portanto, essencial para desenvolver estratégias de mudança de comportamento [s15]. Um método para reconhecer seus próprios padrões de fumar é a auto-observação. Mantenha um diário de fumo por um determinado período, anotando sempre que fumar, onde e por que o fez. Preste atenção não apenas às circunstâncias externas, mas também aos seus estados internos: Quais sentimentos e pensamentos precederam o desejo de fumar? Você estava estressado, entediado ou na companhia de alguém? Através da análise desse diário, você pode identificar suas situações de risco pessoais e entender melhor a função do fumar em sua vida [s16]. Essa análise permite que você desenvolva e experimente comportamentos alternativos em situações correspondentes. Por exemplo, se você perceber que sempre fuma um cigarro após as refeições, pode tentar substituir esse impulso por uma caminhada ou outro ritual. Ao perceber conscientemente e alterar os processos habituais, você interrompe as

reações automatizadas e ganha controle sobre seu comportamento de fumar. Além disso, a auto-monitorização de sintomas associados à abstinência do tabaco pode ajudar a entender melhor a relação entre sensações físicas e psicológicas [s16]. É importante reconhecer que fumar cronicamente causa neuroadaptive no cérebro, que podem levar a sintomas de abstinência, como ansiedade ou depressão [s17]. Compreender essas interações pode ajudar a esclarecer mal-entendidos sobre as causas desses sintomas e fortalecer a motivação para a mudança de comportamento.

Bom saber

Auto-observação

No contexto da cessação do tabagismo, a auto-observação é um passo importante para reconhecer seus próprios hábitos de fumar, gatilhos e estados emocionais associados ao ato de fumar. Isso pode ser alcançado através da manutenção de um diário de fumo ou por meio de exercícios de atenção plena.

Comportamentos alternativos

No contexto da cessação do tabagismo, comportamentos alternativos são novos hábitos ou atividades que são utilizados em vez de fumar para lidar com o desejo ou os gatilhos. Exemplos incluem mastigar goma de mascar, praticar esportes ou técnicas de relaxamento.

Gatilhos Comuns para Fumar

Distribuição de gatilhos comuns para fumar.

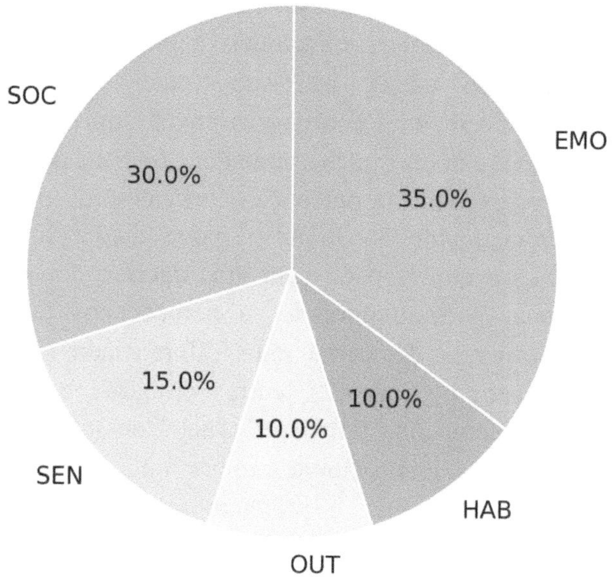

EMO: Estresse e Emoções Negativas

HAB: Pistas Habituais (por exemplo, após as refeições)

OUT: Outro/Combinação

SEN: Pistas Sensoriais (por exemplo, cheiro, sabor)

SOC: Situações Sociais

Este gráfico destaca a influência significativa de fatores emocionais e sociais no comportamento de fumar. Estresse e emoções negativas representam uma parte substancial dos gatilhos, indicando a necessidade de mecanismos de enfrentamento e técnicas de gerenciamento de estresse em programas de cessação do tabagismo. Situações sociais também desempenham um papel fundamental, enfatizando a importância do apoio social e de estratégias para navegar nessas situações sem fumar. Embora pistas sensoriais e habituais estejam presentes, abordar os aspectos emocionais e sociais parece crucial para parar de fumar com sucesso.

Romper laços emocionais

Fumar está frequentemente profundamente integrado em nosso equilíbrio emocional e serve como uma suposta estratégia de enfrentamento para o estresse, tédio ou interações sociais. Romper esses laços emocionais é um passo importante para permanecer livre do tabaco a longo prazo. A atenção plena e autoregulação oferecem uma abordagem eficaz aqui [s18]. Em vez de avaliar ou reprimir emoções e pensamentos, trata-se de observá-los de forma neutra. Por exemplo, a percepção consciente do desejo de fumar, sem ceder imediatamente ao impulso, pode ajudar a interromper a reação automática e criar espaço para uma decisão consciente. Através da atenção plena, pode-se aprender a perceber os próprios estados emocionais e corporais de forma mais diferenciada (interocepção) e, assim, enfraquecer a conexão entre emoção e cigarro [s18]. Autocompaixão desempenha um papel crucial nesse processo. Em vez de se julgar pelo desejo de fumar ou por uma recaída, uma atitude compreensiva e aceitante promove a motivação para continuar trabalhando em direção ao objetivo de se manter livre do tabaco [s18]. Os homens muitas vezes hesitam em buscar apoio para problemas de dependência, o que se deve, entre outras coisas, à estigmatização social e sentimentos de vergonha [s19]. A compreensão de que esses sentimentos são amplamente compartilhados pode ajudar a superar a barreira e buscar ajuda profissional ou trocar experiências com grupos de autoajuda [s19]. Superar a vergonha permite aproveitar as experiências dos outros e fortalecer a própria resiliência emocional.

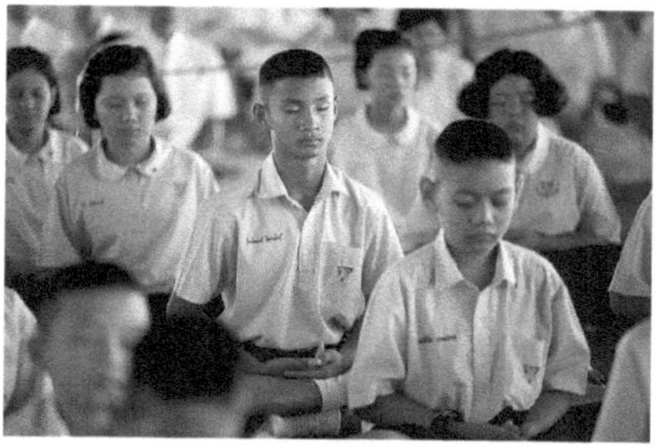

Atenção plena [i3]

Bom saber

Autocompaixão

A autocompaixão significa tratar a si mesmo com bondade e compreensão, especialmente em momentos de retrocesso. Ajuda a reduzir a vergonha e a autocrítica, mantendo a motivação para parar de fumar.

Autoregulação

A autoregulação apoia o controle consciente sobre pensamentos, emoções e comportamentos relacionados ao fumar. Ajuda a suprimir reações impulsivas e a estabelecer novos hábitos saudáveis.

Estigmatização

A estigmatização relacionada à dependência descreve preconceitos negativos e discriminação contra pessoas com problemas de dependência. Essa estigmatização pode reduzir significativamente a disposição para buscar ajuda.

Gatilhos Emocionais no Abandono do Tabagismo

Comparação da Força do Gatilho Emocional

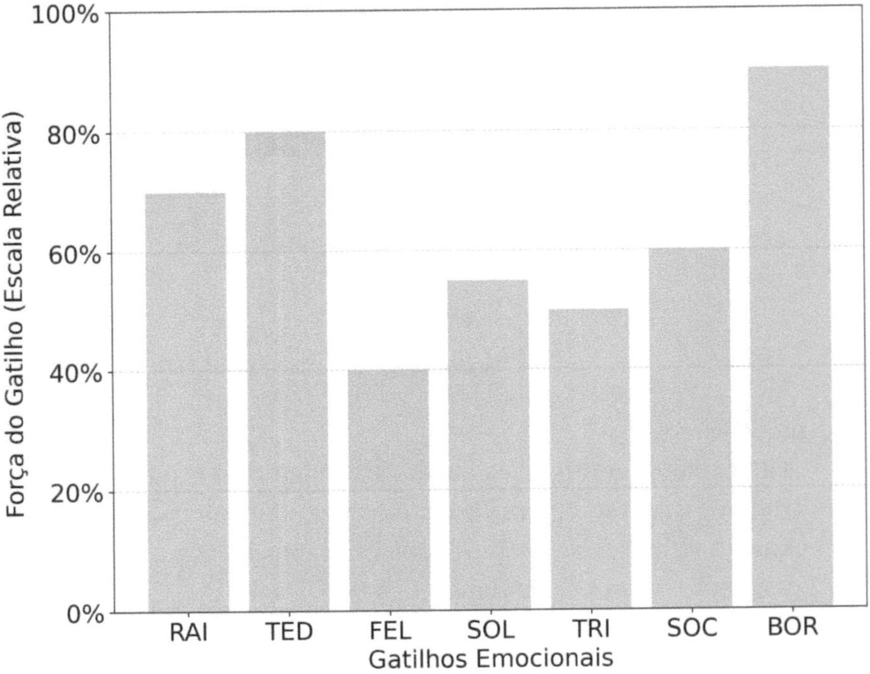

BOR: Tédio

RAI: Raiva

SOL: Solidão

TRI: Estresse

FEL: Felicidade

SOC: Pressão Social

TED: Tristeza

Este gráfico ilustra a força relativa de vários gatilhos emocionais associados à recaída do tabagismo. O estresse e o tédio parecem ser os gatilhos mais potentes, sugerindo que intervenções focadas no gerenciamento do estresse e na busca de mecanismos alternativos de enfrentamento para o tédio podem ser particularmente benéficas. Embora a pressão social e a tristeza também sejam significativas, sua influência parece menos pronunciada. Abordar esses gatilhos com estratégias específicas de enfrentamento pode melhorar substancialmente as chances de sucesso no abandono do tabagismo.

Quebrar automatismos comportamentais

Os automatismos comportamentais, ou seja, ações inconscientes e habituais, são frequentemente obstáculos no caminho para a liberdade do tabaco. Eles surgem da repetida associação de certas situações, sentimentos ou estímulos ambientais com o ato de fumar. O cérebro vincula esses gatilhos à suposta recompensa proporcionada pela nicotina, fazendo com que o ato de fumar ocorra quase de forma reflexa. Para quebrar esses automatismos, é útil torná-los conscientes. Um diário detalhado de fumo, que registre não apenas os horários em que se fuma, mas também as circunstâncias, sentimentos e pensamentos envolvidos, pode fornecer insights valiosos. Ao reconhecer os gatilhos pessoais, é possível desenvolver estratégias de enfrentamento direcionadas. Em vez de, por exemplo, automaticamente pegar um cigarro após as refeições, pode-se estabelecer um breve passeio ou um ritual de relaxamento consciente. É importante encontrar comportamentos alternativos que cumpram a mesma função – seja a redução do estresse, o prazer ou a interação social. Assim, pode-se gradualmente desfazer a ligação entre os gatilhos e o ato de fumar, estabelecendo novos hábitos saudáveis. A interrupção consciente do fluxo habitual é o primeiro passo para retomar o controle sobre o

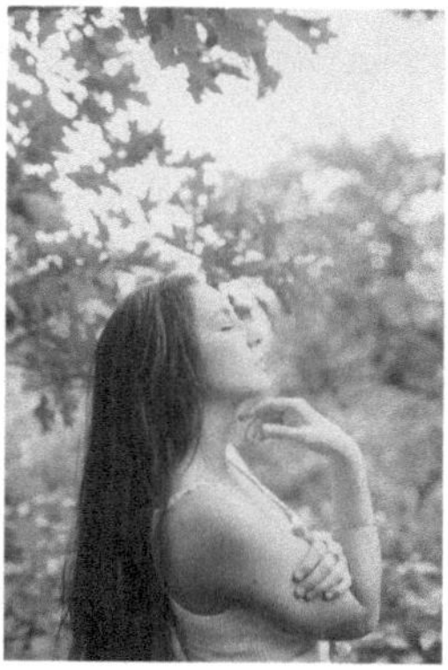

Relaxamento [i4]

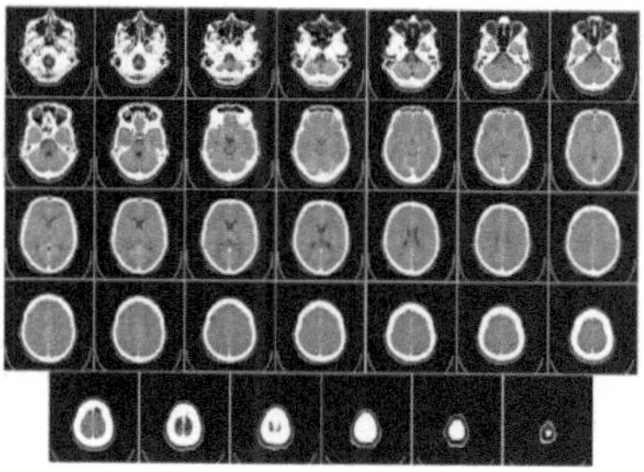

cérebro [i5]

próprio comportamento. Além disso, técnicas de atenção plena podem ajudar a perceber o desejo de fumar de forma mais consciente, sem ceder imediatamente a ele. Isso cria um espaço para uma decisão consciente e a possibilidade de escolher formas alternativas de agir. A combinação de estratégias cognitivas, como a reflexão consciente sobre os gatilhos do fumo, e abordagens comportamentais, como o estabelecimento de ações substitutivas, aumenta a probabilidade de permanecer livre do tabaco a longo prazo. O processo de mudança de comportamento requer paciência e autocompaixão, pois recaídas podem fazer parte do processo de aprendizado. O apoio profissional de terapeutas ou grupos de autoajuda pode também acompanhar e facilitar o processo de desintoxicação.

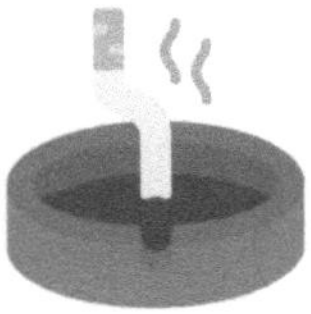

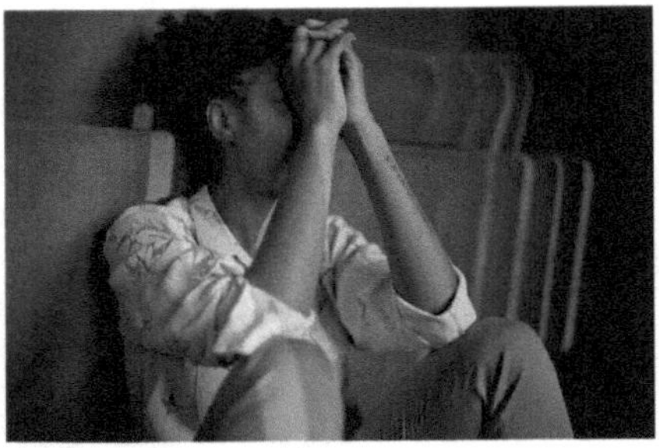

Estresse [i6]

Bom saber

Atenção Plena

No contexto da desintoxicação do tabaco, a atenção plena ajuda a perceber e aceitar conscientemente o desejo de um cigarro, sem ceder diretamente a ele. Ela promove a autoconsciência e permite identificar e entender as emoções e pensamentos associados ao ato de fumar, desenvolvendo assim novos padrões de reação.

Orientado ao Comportamento

Abordagens orientadas ao comportamento concentram-se na mudança do próprio comportamento de fumar. Isso inclui reconhecer os gatilhos, desenvolver ações substitutivas e estabelecer novas rotinas que substituam o ato de fumar e reduzam a probabilidade de recaídas.

Padrões diários de fumar

Distribuição típica de fumar ao longo do dia.

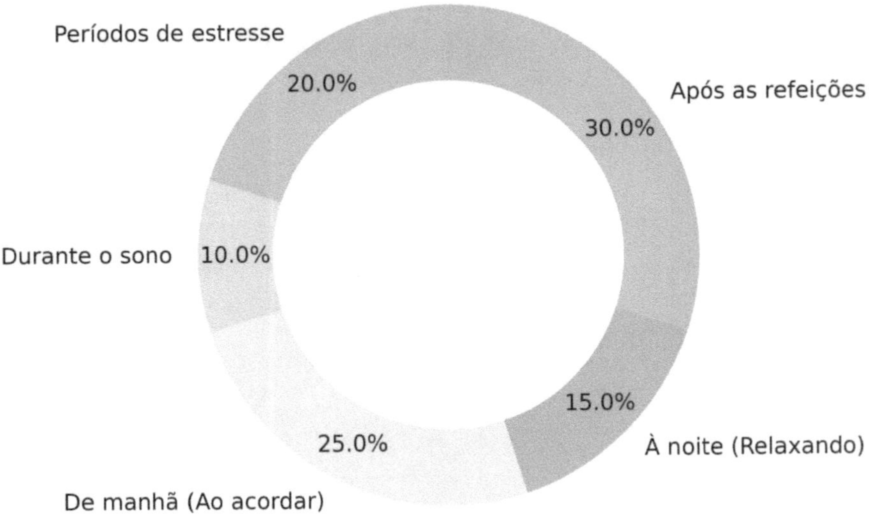

ANO: À noite (Relaxando)

DUS: Durante o sono

MAN: De manhã (Ao acordar)

ARE: Após as refeições

EST: Períodos de estresse

A maior proporção de cigarros é fumada ao acordar e após as refeições, indicando fortes ligações com a rotina e o hábito. Períodos estressantes também contribuem significativamente, destacando o papel do fumo como um mecanismo de enfrentamento. Menos cigarros são fumados durante o sono, refletindo as óbvias limitações físicas. Esta distribuição sugere que as intervenções devem se concentrar em interromper rotinas estabelecidas, desenvolver estratégias alternativas de enfrentamento e controlar os desejos durante os períodos de pico de fumo.

Conselhos concretos

- Vincule situações anteriores de fumar a novas experiências positivas.
- Transforme seu ambiente, remova cinzeiros e outros utensílios de fumar para minimizar gatilhos visuais.
- Desenvolva um mantra ou uma frase positiva que você possa repetir em voz alta ou em pensamento nos momentos de desejo.
- Use suas mãos para atividades alternativas, como modelar, pintar ou tocar um instrumento, para mudar a sensação habitual.
- Visualize sua vida futura sem fumar e concentre-se nos benefícios e sentimentos positivos associados.
- Mude seus diálogos internos: substitua padrões de pensamento negativos por afirmações positivas e conversas consigo mesmo.
- Treine sua autoeficácia definindo conscientemente pequenas metas alcançáveis e persiga-as de forma consistente.
- Reflexione sobre as razões pelas quais você começou a fumar e quais necessidades você estava compensando.
- Explore suas reações emocionais ao desejo de fumar e desenvolva estratégias individuais para lidar com isso.
- Aprenda a perceber e nomear suas emoções de forma diferenciada para desvincular a conexão entre emoções e comportamento de fumar.
- Desenvolva um forte "porquê" para sua cessação do tabagismo, que sirva como motivação em momentos difíceis.
- Pratique a paciência e a autoaceitação: o caminho para a liberdade do tabaco é um processo que requer tempo e prática.

1. 3 Benefícios para a saúde

Esta seção destaca os abrangentes benefícios à saúde da cessação do tabaco. Desde a melhoria imediata da oxigenação e cicatrização de feridas até a redução de riscos a longo prazo para doenças graves como câncer e problemas cardiovasculares: seu corpo se regenera de diversas maneiras. Essa regeneração afeta vários órgãos e funções, desde os pulmões até o equilíbrio hormonal. Os efeitos positivos também se estendem à sua qualidade de vida. Aumento de energia, respiração melhorada e maior condicionamento físico possibilitam uma vida mais ativa. Também os benefícios financeiros e uma experiência gustativa mais intensa fazem parte das consequências agradáveis. Descubra a seguir, em detalhes, como seu corpo se recupera das consequências do fumo e como você pode se beneficiar de uma vida sem tabaco.

Já uma redução no número diário de cigarros provoca efeitos positivos na saúde e fortalece a motivação para uma parada completa do tabagismo.

Fases de regeneração do corpo

Após a interrupção do fumo, o corpo imediatamente inicia processos de regeneração. Apenas 20 minutos após o último cigarro, a pressão arterial e a frequência cardíaca se normalizam. [s20] Dentro de poucas horas, o nível de monóxido de carbono no sangue diminui, melhorando a oxigenação dos órgãos. [s20] Essa melhora na oxigenação é especialmente relevante para a cicatrização de feridas, uma vez que a fumaça do cigarro contém compostos tóxicos que prejudicam a oxigenação dos tecidos, interferindo assim na regeneração. [s21] Por exemplo, quem lida com um corte notará uma cicatrização mais rápida após parar de fumar. [s21] Em dias a semanas, a função pulmonar melhora, resultando em uma respiração mais fácil e mais energia. [s20] Os cilios nas vias respiratórias, responsáveis pela limpeza dos pulmões, começam a se regenerar, melhorando a eliminação de muco e poluentes. A longo prazo, o risco de doenças graves, como câncer de pulmão, doenças cardiovasculares e doença pulmonar obstrutiva crônica (DPOC), é reduzido. [s22] A saúde óssea também se beneficia da interrupção do fumo. Fumar prejudica a densidade óssea e a cicatrização de fraturas.

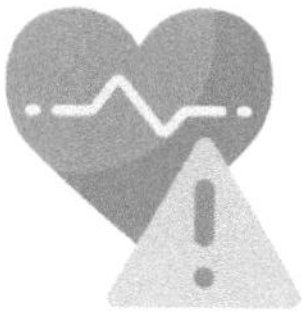

[s20] Mesmo após anos de fumo, o corpo pode iniciar processos de cura após a interrupção, embora os efeitos negativos sobre a densidade óssea possam persistir a longo prazo. [s20] A redução do número diário de cigarros pode já trazer os primeiros efeitos positivos e aumentar a motivação para uma interrupção completa do fumo. [s22] Isso é especialmente verdadeiro para pessoas com DPOC e câncer de pulmão, onde a relação dose-resposta é particularmente pronunciada. [s22] A regeneração do corpo após a interrupção do fumo é um processo contínuo que se estende por anos e melhora significativamente a qualidade de vida.

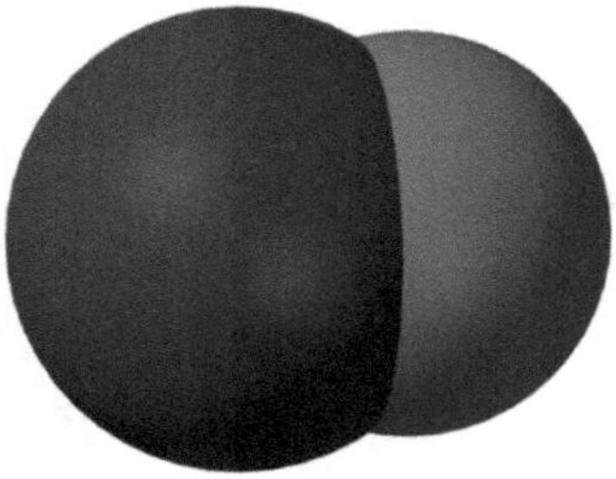

Monóxido de carbono [i7]

Bom saber

Cílios

Os cílios são pequenas estruturas semelhantes a pelos nas vias respiratórias que transportam muco e corpos estranhos dos pulmões. Fumar danifica os cílios e prejudica sua função. Após a interrupção do fumo, os cílios se regeneram, melhorando a limpeza dos pulmões e reduzindo o risco de infecções.

Monóxido de Carbono

O monóxido de carbono é um gás incolor e inodoro que se forma durante o fumo. Ele se liga às células vermelhas do sangue, dificultando o transporte de oxigênio no corpo. Após a interrupção do fumo, o nível de monóxido de carbono no sangue diminui, levando a uma melhor oxigenação dos órgãos e tecidos.

Relação Dose-Resposta

A relação dose-resposta descreve a conexão entre a quantidade de substância consumida (por exemplo, cigarros) e a intensidade do efeito no corpo. Para fumantes, isso significa que quanto mais cigarros são fumados, mais fortes são os efeitos prejudiciais à saúde. A redução do número de cigarros diminui o risco de doenças relacionadas ao tabaco.

Regeneração do Corpo Após Parar de Fumar

Marcadores de saúde melhorados ao longo do tempo após parar de fumar.

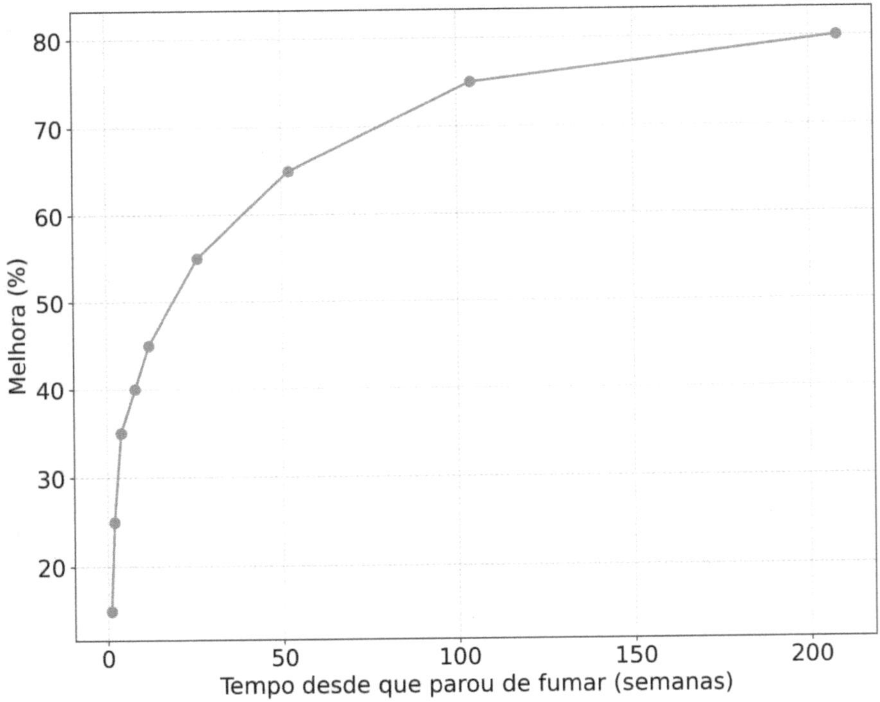

Este gráfico ilustra o impacto positivo de parar de fumar em vários parâmetros de saúde. As melhorias iniciais são rápidas, com ganhos significativos na função pulmonar e circulação nas primeiras semanas. Embora o risco de doenças graves diminua constantemente ao longo dos anos, observa-se uma melhoria contínua na saúde e bem-estar geral, demonstrando os benefícios a longo prazo do abandono do fumo.

Melhoria das funções orgânicas

Além das melhorias já mencionadas na respiração e na cicatrização de feridas, a cessação do tabagismo tem um impacto positivo em diversas outras funções orgânicas. Assim, o hormônio se normaliza, o que é especialmente relevante para as mulheres, pois os níveis após a interrupção do fumo se aproximam dos de não fumantes [s23]. Isso pode estabilizar o ciclo menstrual e melhorar a fertilidade [s23]. O metabolismo também se beneficia: a sensibilidade à insulina aumenta, reduzindo o risco de diabetes tipo 2, mesmo que inicialmente possa ocorrer um ganho de peso [s23]. Na cavidade bucal, o risco de doenças como câncer oral, alterações na mucosa, periodontite e cáries se reduz [s24]. O risco de periodontite diminui após a cessação, alcançando um nível próximo ao de não fumantes [s24]. Além disso, implantes dentários têm uma maior taxa de sucesso após a interrupção do fumo, uma vez que fumar é um dos principais fatores de risco para sua perda [s24]. Além disso, a flora bucal melhora, o que, por sua vez, previne cáries [s24]. Um efeito positivo no sistema digestivo também se manifesta: a função se normaliza gradualmente [s25]. Aqueles que enfrentam inchaço ou dor abdominal podem aliviar esses sintomas com exercícios regulares [s25]. Os sintomas que surgem são geralmente temporários e refletem a adaptação do corpo à ausência de substâncias nocivas [s25].

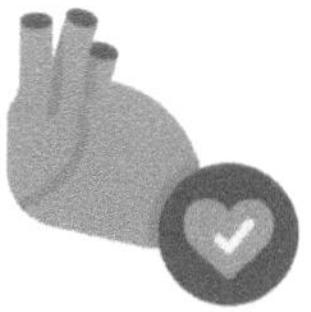

Bom saber

Flora bucal

A flora bucal, o conjunto de microrganismos na boca, se normaliza após a cessação do tabaco. Um equilíbrio saudável da flora bucal protege contra cáries, gengivite e mau hálito.

Hormonhaushalt

Após a cessação do tabagismo, o hormônio se regula, o que pode levar a um bem-estar geral melhorado, humores mais estáveis e um ritmo saudável de sono-vigília.

Implantes dentários

A taxa de sucesso de implantes dentários aumenta significativamente após a cessação do tabagismo. Fumar prejudica a cicatrização dos implantes e aumenta o risco de infecções e complicações.

Sensibilidade à insulina

Uma maior sensibilidade à insulina após parar de fumar melhora o controle do açúcar no sangue e reduz o risco de complicações como danos nervosos e problemas cardiovasculares.

Função orgânica melhorada após parar de fumar

Capacidade pulmonar e circulação melhoram significativamente

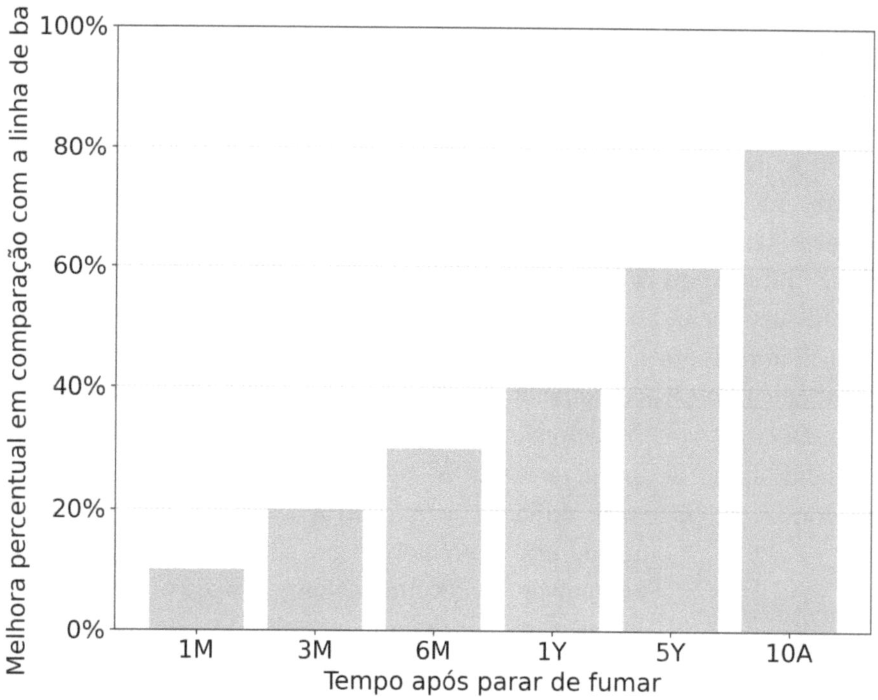

10A: 10 Anos

1A: 1 Ano

1M: 1 Mês

3M: 3 Meses

5A: 5 Anos

6M: 6 Meses

Esses dados demonstram claramente o impacto positivo de parar de fumar nas funções de órgãos importantes. A capacidade pulmonar e a circulação sanguínea mostram melhorias substanciais nos primeiros meses. Embora a regeneração ciliar demore mais, a tendência para a função restaurada é evidente. No geral, essas melhorias destacam os benefícios significativos à saúde associados ao abandono do hábito de fumar.

Aumento da qualidade de vida

Com a interrupção do tabagismo, a qualidade de vida melhora em diversas áreas. Os anos de vida ganhos não são apenas mais longos, mas também mais saudáveis e ativos [s26] [s27]. Assim, ex-fumantes podem novamente participar plenamente da vida social, dedicar-se a seus hobbies e passar tempo com família e amigos, sem serem limitados por falta de ar ou crises de tosse. A função pulmonar melhorada permite que atividades como esportes ou caminhadas sejam desfrutadas novamente com alegria. Quem antes ficava sem fôlego ao subir escadas pode agora subir vários andares sem esforço [s27]. O risco de eventos cardiovasculares graves, como infarto do miocárdio ou acidente vascular cerebral, diminui significativamente, o que reduz o medo dessas doenças e contribui para uma maior leveza no dia a dia [s28] [s27]. Mesmo após um infarto, a abstinência do tabaco aumenta as chances de sobrevivência e melhora a qualidade de vida relacionada à saúde [s28]. A renúncia ao cigarro também impacta positivamente a situação financeira. O dinheiro economizado pode ser utilizado para outros desejos, seja para uma viagem, um novo hobby ou simplesmente para mais segurança financeira. Além disso, o olfato e o paladar se aprimoram, permitindo que as refeições sejam apreciadas de forma mais intensa [s29]. A cessação do tabaco é, portanto, um investimento em uma vida mais longa, saudável e gratificante, com mais qualidade de vida. O apoio de familiares e amigos pode ainda promover esse processo e fortalecer a motivação [s26]. Incentivos financeiros, como programas de bônus de seguradoras de saúde, também podem oferecer um impulso adicional de motivação e, assim, apoiar a abstinência a longo prazo [s30].

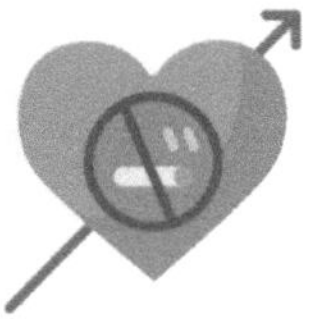

Bom saber

Abstinência do Tabaco

A renúncia permanente ao consumo de tabaco em qualquer forma. Ela leva a uma melhoria significativa da saúde e reduz o risco de várias doenças.

Cardiovascular

Refere-se ao coração e aos vasos sanguíneos. Com a interrupção do tabagismo, o risco de doenças cardiovasculares, como infarto do miocárdio e acidente vascular cerebral, diminui, contribuindo para uma maior expectativa de vida e qualidade de vida.

Aumento da qualidade de vida após parar de fumar

Melhora da saúde e da qualidade de vida

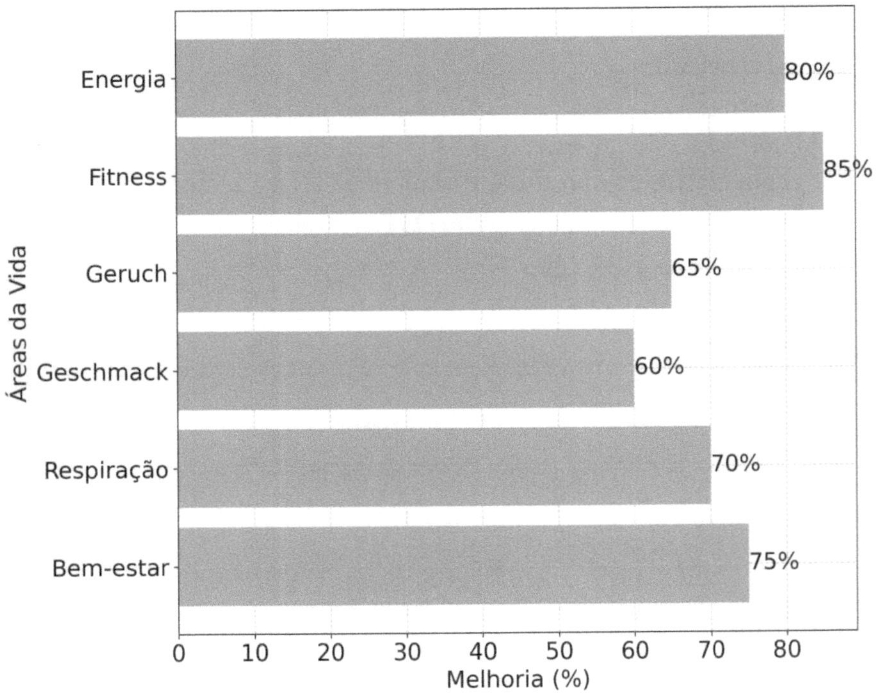

ATM: Respiração

ENG: Energia

GER: Geruch

BEM: Bem-estar

FIT: Fitness

GES: Geschmack

O gráfico de barras visualiza o impacto positivo de parar de fumar em várias áreas da vida. A respiração melhora significativamente, seguida por aumento de energia e condicionamento físico. O paladar e o olfato também se tornam mais intensos. No geral, parar de fumar leva a uma melhoria significativa no bem-estar.

Conselhos concretos

- Plane momentos de prazer conscientes que estimulem seus sentidos de maneira saudável, como o aroma de pão recém-assado ou o sabor de frutas exóticas.
- Conecte a regeneração de seus pulmões com a percepção consciente de suas respirações: sinta como seus pulmões se expandem mais a cada respiração.
- Aumente sua atividade física em pequenos passos para vivenciar os efeitos positivos da interrupção do tabagismo em sua resistência e sistema cardiovascular.
- Aproveite a melhora na circulação sanguínea de sua pele para rituais de cuidado: permita-se, por exemplo, uma massagem relaxante com óleos essenciais.
- Apoie a regeneração de sua flora bucal consumindo alimentos probióticos, como iogurte ou kefir.
- Aprecie viagens culinárias: experimente novas especiarias e alimentos, cujos sabores você agora pode perceber de forma mais intensa.
- Estabeleça uma meta de saúde concreta que você deseja alcançar com a interrupção do tabagismo, como participar de uma corrida popular.
- Celebre seus sucessos na interrupção do tabagismo permitindo-se algo que promova sua saúde e bem-estar, como uma visita à sauna.
- Visualize os efeitos positivos da interrupção do tabagismo em seus órgãos: imagine como suas células são inundadas por oxigênio fresco.
- Deixe-se inspirar por outros que pararam de fumar com sucesso e compartilhe suas experiências.

Revisão - 1. Fundamentos para parar de fumar

A decisão de parar de fumar é um passo significativo em direção a uma vida mais saudável. O caminho para a liberdade do tabaco pode parecer desafiador, mas compreender os mecanismos subjacentes da dependência da nicotina pode ajudá-lo a enfrentar esse desafio com sucesso. A nicotina afeta seu cérebro ativando o sistema de recompensa, gerando uma sensação de satisfação. No entanto, esse efeito leva a uma dependência física, que se manifesta com sintomas de abstinência desagradáveis ao parar de fumar. Esses sintomas, como irritabilidade, ansiedade ou dificuldades de concentração, são temporários e indicam que seu corpo está se libertando da dependência da nicotina. Lembre-se de que seu metabolismo também é influenciado pelo fumo. A nicotina interfere no equilíbrio energético e na regulação do apetite, o que pode levar ao ganho de peso após parar de fumar. No entanto, com uma alimentação consciente e exercícios regulares, você pode combater efetivamente esse ganho de peso.

Um aspecto importante da cessação do tabaco é reconhecer seus hábitos individuais de fumar. Analise em quais situações você recorre ao cigarro – é o café da manhã, o estresse no trabalho ou a socialização à noite? Mantenha um diário de fumo para identificar seus gatilhos pessoais e desenvolver comportamentos alternativos. Se, por exemplo, você perceber que fuma em situações estressantes, pode aprender técnicas de relaxamento como yoga ou meditação. Substitua o cigarro após as refeições por uma curta caminhada ou uma conversa com um amigo. Ao romper conscientemente esses automatismos comportamentais, você recupera o controle sobre seu comportamento de fumar, passo a passo. Não se esqueça de que fumar muitas vezes também cumpre uma função emocional. Exercícios de atenção plena podem ajudá-lo a observar seus sentimentos e pensamentos de forma neutra, dissolvendo assim a ligação emocional com o cigarro. Seja gentil consigo mesmo se você tiver uma recaída. Cada tentativa de parar de fumar é um passo na direção certa.

A regeneração do seu corpo começa imediatamente após o último cigarro. Sua função pulmonar melhora, o risco de doenças cardiovasculares diminui e seu olfato e paladar retornam. Essas mudanças positivas não apenas aumentam sua saúde física, mas também sua qualidade de vida. Você ganha mais energia para o dia a dia e para o lazer, pode praticar esportes sem restrições e ainda economiza dinheiro. A cessação do tabaco é um investimento em seu futuro – uma vida mais longa, saudável e gratificante espera por você. Não hesite em buscar apoio. Conversas com seu médico, aconselhamento profissional ou a troca em grupos de autoajuda podem ajudá-lo a trilhar o caminho para a liberdade do tabaco com sucesso.

O caminho para a liberdade do tabaco é uma jornada pessoal que requer tempo e paciência. Concentre-se nas mudanças positivas que você já alcançou e celebre seus sucessos. A cada dia sem cigarro, você fortalece sua saúde e ganha mais qualidade de vida. Você tem a força para alcançar esse objetivo – acredite em si mesmo!

2. Métodos para parar de fumar

Por que tantas pessoas falham ao tentar parar de fumar? O caminho para uma vida sem fumo passa por diferentes trilhas que podem ser combinadas de forma individual. Desde abordagens médicas clássicas até métodos alternativos, hoje existe uma ampla gama de opções disponíveis. A ciência fez enormes progressos nos últimos anos na compreensão da dependência de nicotina e desenvolveu novas estratégias eficazes para a cessação. Neste capítulo, você descobrirá qual método é mais adequado para o seu caminho pessoal rumo à liberdade do tabaco.

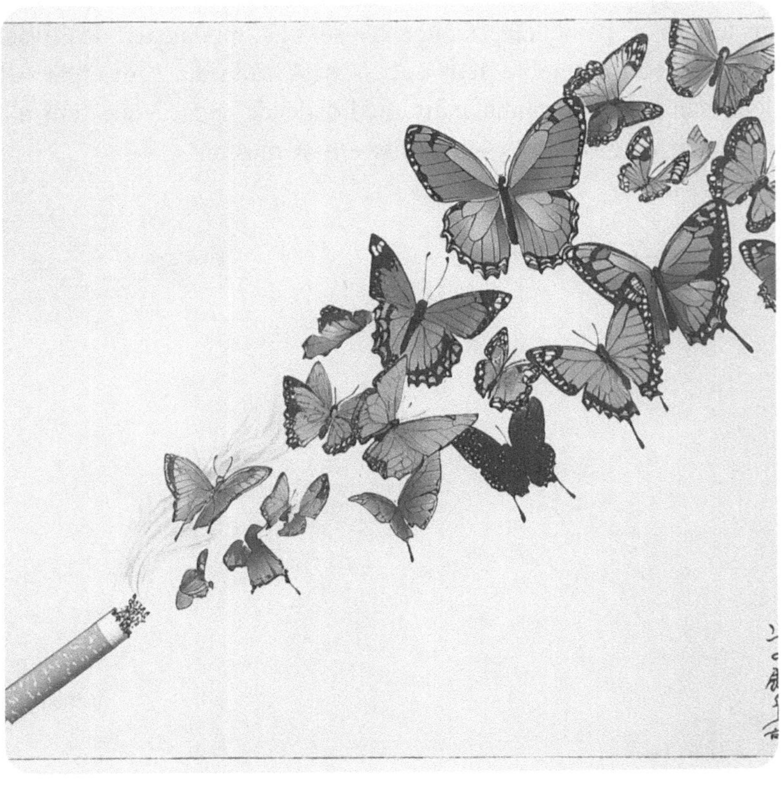

2. 1 Tratamento medicamentoso

Os tratamentos medicamentosos oferecem um suporte eficaz na cessação do tabagismo, aliviando os sintomas físicos de abstinência e o desejo por nicotina. Vários medicamentos, incluindo substitutos de nicotina e substâncias prescritas, atuam de maneiras diferentes no sistema nervoso. Além do potencial benefício, alguns medicamentos também apresentam riscos e efeitos colaterais que devem ser considerados individualmente. Descubra neste capítulo quais opções medicamentosas podem ajudá-lo em seu caminho para uma vida sem fumo.

A combinação de tratamento medicamentoso para parar de fumar (por exemplo, terapia de reposição de nicotina, medicamentos prescritos) com medidas de terapia comportamental aumenta significativamente as chances de sucesso.

Terapia de Reposição de Nicotina

Terapia de Reposição de Nicotina (TRN) apoia os fumantes na cessação do tabagismo, fornecendo nicotina sem fumaça de tabaco [s31]. Ela alivia os sintomas de abstinência e o desejo por nicotina, estimulando os mesmos receptores no cérebro que os cigarros [s31]. A TRN está disponível em várias formas, como adesivos de nicotina, gomas de mascar, pastilhas, sprays nasais e inaladores [s31]. A escolha da forma adequada depende das preferências e necessidades individuais. Por exemplo, um adesivo de nicotina libera nicotina continuamente ao longo do dia, enquanto gomas de mascar ou pastilhas podem ser usadas em momentos de desejo agudo. A combinação da TRN com terapias comportamentais aumenta ainda mais as chances de sucesso [s31]. Estudos mostram que fumantes que recebem esse tratamento combinado alcançam taxas de abstinência mais altas do que aqueles com suporte mínimo [s31]. Diretrizes baseadas em evidências recomendam a aplicação rotineira da TRN, especialmente para fumantes com forte dependência [s32]. Em clínicas especializadas, taxas de sucesso de até 40% podem ser alcançadas [s32]. A eficácia da TRN pode variar dependendo da forma de administração e de fatores individuais [s33]. A cobertura total dos custos de produtos de TRN, tanto os de venda livre quanto os prescritos, pode

aumentar a utilização de serviços de cessação do tabagismo, especialmente entre pessoas com transtornos de dependência [s34]. Embora aplicações combinadas de TRN possam inicialmente mostrar taxas de abstinência mais altas, elas não necessariamente levam a melhores resultados a longo prazo do que outras terapias [s35]. A dosagem padrão da TRN não é eficaz para todos os fumantes [s36]. Portanto, está sendo investigado se uma dosagem personalizada melhora as chances de sucesso [s36]. A farmacogenética também investiga como variações genéticas influenciam a resposta à terapia e, assim, como o tratamento pode ser individualizado [s37].

Bom saber

Diretrizes baseadas em evidências

Diretrizes baseadas em evidências resumem as descobertas científicas atuais sobre um determinado tema e fornecem recomendações para a prática médica. Elas servem como base para decisões de tratamento e visam garantir a qualidade do atendimento.

Forma de administração

A forma de administração refere-se à maneira como um medicamento é administrado, por exemplo, como adesivo, goma de mascar, comprimido, spray ou inalador. A escolha da forma de administração pode influenciar a eficácia e a tolerabilidade do medicamento e é adaptada às necessidades individuais do paciente.

Terapia de Reposição de Nicotina

A terapia de reposição de nicotina alivia os sintomas de abstinência que podem ocorrer ao parar de fumar, como irritabilidade, dificuldades de concentração e distúrbios do sono. Ela ajuda a controlar o desejo de fumar e facilita a transição para uma vida sem fumo.

Terapia Comportamental

As terapias comportamentais ajudam os fumantes a mudar seus hábitos e padrões de comportamento relacionados ao tabagismo. Eles aprendem a identificar gatilhos para o desejo de fumar e a desenvolver estratégias alternativas de enfrentamento para não recorrer ao cigarro em situações desafiadoras.

Participação de Mercado da TRN

Distribuição de produtos TRN.

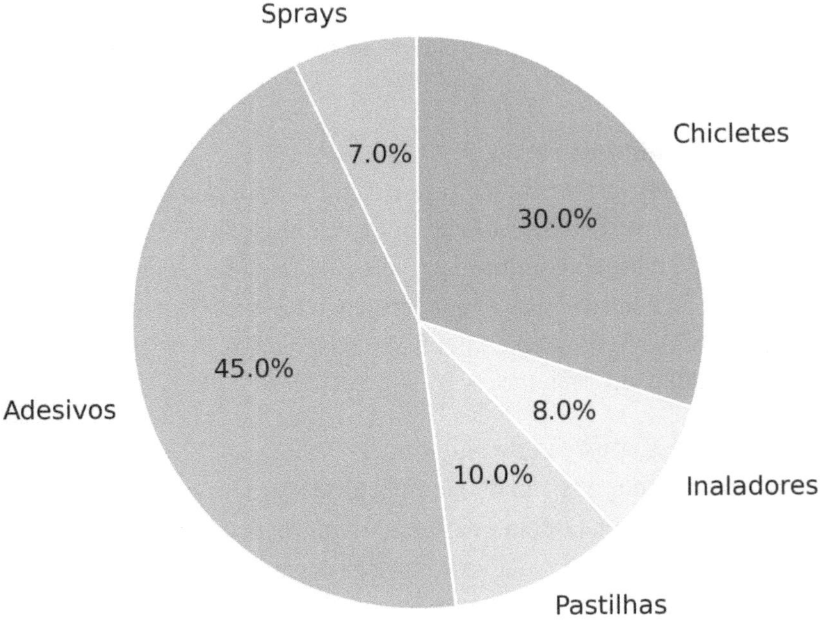

ADE: Adesivos

CHI: Chicletes

INA: Inaladores

PAS: Pastilhas

SPR: Sprays

Os adesivos representam o maior segmento do mercado de TRN, sugerindo uma preferência por sua conveniência e administração constante de nicotina. A goma de mascar detém uma participação substancial, provavelmente atraindo aqueles que desejam mais controle sobre a ingestão de nicotina. Pastilhas, inaladores e sprays detêm participações de mercado menores, possivelmente devido a fatores como custo, eficácia ou preferência do usuário.

Preparações sujeitas a receita médica

Medicamentos sujeitos a receita médica oferecem aos fumantes opções adicionais para superar a dependência do tabaco. Além de preparações de nicotina, existem outras substâncias aprovadas que apoiam o caminho para a liberdade do fumo. [s38] Alguns desses medicamentos foram originalmente desenvolvidos para outras indicações, mas também se mostraram eficazes na cessação do tabaco, alcançando uma eficácia comparável às terapias de substituição de nicotina. [s38] Eles atuam reduzindo o desejo por nicotina, aumentando assim a probabilidade de uma interrupção bem-sucedida do fumo. Em alguns estudos, eles até superaram a eficácia das terapias de substituição de nicotina. [s38] Especialmente para fumantes com doenças mentais, certos medicamentos sujeitos a receita médica podem ser uma opção eficaz. Estudos mostram que uma substância nessa população de pacientes obteve taxas de sucesso mais altas em comparação com outro método após dois anos, embora a taxa de prescrição dessa substância fosse menor. [s39] É importante notar que, em alguns preparações, como um agonista parcial dos receptores nicotínicos $\alpha 4\beta 2$, foram observadas mudanças comportamentais, incluindo pensamentos suicidas. [s40] No entanto, não há uma relação causal confirmada entre a ingestão do medicamento e esses sintomas. [s40] A combinação de medicamentos sujeitos a receita médica com medidas terapêuticas comportamentais pode aumentar ainda mais as chances de sucesso. [s41] No entanto, o acesso a esses medicamentos pode ser dificultado por vários fatores, como ofertas de tratamento limitadas em certas instituições ou restrições na cobertura de custos. [s42] Para garantir um tratamento ideal, é aconselhável discutir as várias opções com um médico ou outro profissional qualificado, levando em consideração as necessidades e condições individuais. Assim, por exemplo, a escolha do medicamento adequado pode ser

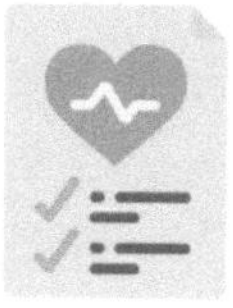

feita com base em doenças mentais existentes, a fim de maximizar a eficácia da terapia e minimizar possíveis riscos. [s39]

Bom saber

Medidas terapêuticas comportamentais

As medidas terapêuticas comportamentais visam modificar comportamentos indesejáveis, como fumar. Elas incluem técnicas como aprender estratégias de enfrentamento para situações de risco ou desenvolver comportamentos substitutivos.

Preparações de nicotina

As preparações de nicotina, como adesivos, gomas de mascar ou inaladores, fornecem nicotina em dosagem controlada para aliviar os sintomas de abstinência e reduzir o desejo por cigarros.

Eficácia da Medicação para o Abandono do Tabagismo

Comparação das taxas de abstinência

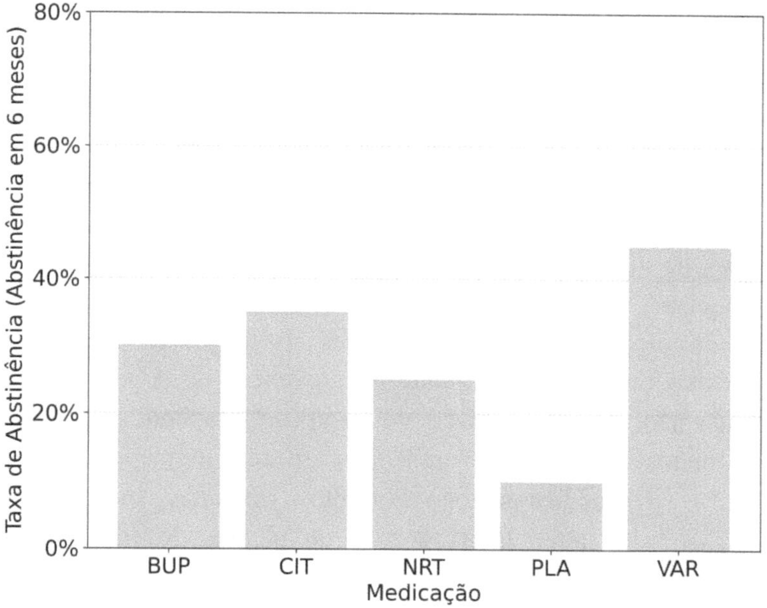

BUP: Bupropiona

CIT: Citizina

NRT: Terapia de Reposição de Nicotina (combinada)

PLA: Placebo

VAR: Vareniclina

Este gráfico compara visualmente a eficácia relativa de diferentes medicamentos para auxiliar no abandono do tabagismo. Enquanto a Vareniclina demonstra a maior taxa de abstinência, o Bupropiona e a Terapia de Reposição de Nicotina (TRN) também oferecem melhoras significativas em relação ao placebo. A escolha da medicação deve ser feita em consulta com um profissional de saúde, considerando fatores individuais e potenciais efeitos colaterais.

Alternativas à base de plantas

Alternativas à base de plantas para a cessação do tabagismo são frequentemente discutidas, mas sua eficácia não é cientificamente comprovada de forma clara. Embora alguns preparados à base de plantas possam ter um efeito calmante ou ansiolítico que alivia os sintomas de abstinência, não existem estudos que comprovem uma eficácia comparável à das terapias medicamentosas estabelecidas. Por exemplo, a erva de São João ou a valeriana podem ajudar no manejo do estresse, mas não substituem o efeito direcionado dos preparados de substituição de nicotina ou de medicamentos sujeitos a prescrição, que atuam diretamente nos receptores de nicotina no cérebro. [s43] Vacinas de nicotina, atualmente em pesquisa, representam uma abordagem diferente, impedindo a ligação da nicotina a esses receptores. [s44] Essas vacinas podem desempenhar um papel importante na prevenção de recaídas no futuro, mas ainda não estão disponíveis como opção terapêutica. É importante que os meios à base de plantas possam ter interações com outros medicamentos. Portanto, fumantes que consideram alternativas à base de plantas devem discutir isso com seu médico, especialmente se já estiverem tomando outros medicamentos ou tiverem condições pré-existentes. [s43]

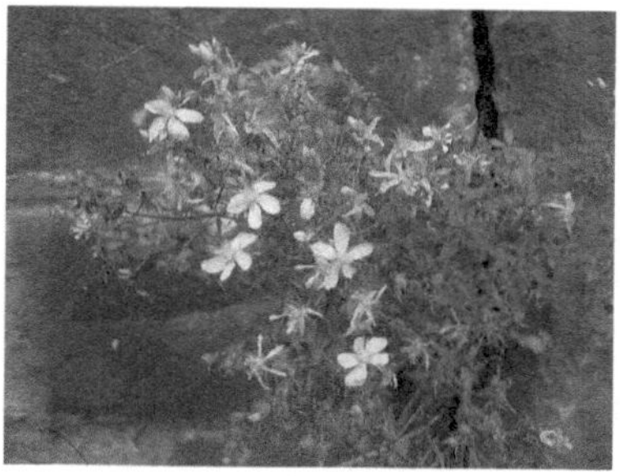

Erva de São João [i8]

Bom saber

Interações

Interações entre medicamentos podem ocorrer quando vários medicamentos são tomados ao mesmo tempo. Isso pode levar a efeitos colaterais indesejados ou a uma eficácia reduzida dos medicamentos. Ao tomar meios à base de plantas em combinação com outros medicamentos, é necessário ter cautela e consultar um médico.

Medicamentos sujeitos a prescrição

Medicamentos sujeitos a prescrição, como bupropiona ou vareniclina, atuam de diferentes maneiras no cérebro para combater a dependência de nicotina. Eles podem aliviar os sintomas de abstinência, reduzir o desejo por nicotina ou diminuir o efeito recompensador do fumar.

Preparados de substituição de nicotina

Preparados de substituição de nicotina, como adesivos ou gomas de nicotina, liberam nicotina de forma controlada para aliviar os sintomas de abstinência e reduzir o desejo por cigarros. No entanto, eles ainda contêm nicotina e, portanto, não são uma solução definitiva para a dependência.

Receptores de nicotina

Receptores de nicotina são locais específicos de ligação no cérebro, onde a nicotina se liga e exerce seu efeito viciante. Medicamentos podem bloquear ou estimular esses receptores para aliviar os sintomas de abstinência ou reduzir o desejo por nicotina.

Alternativas de Ervas para Cessação do Tabagismo

Proporções de remédios de ervas usados para parar de fumar.

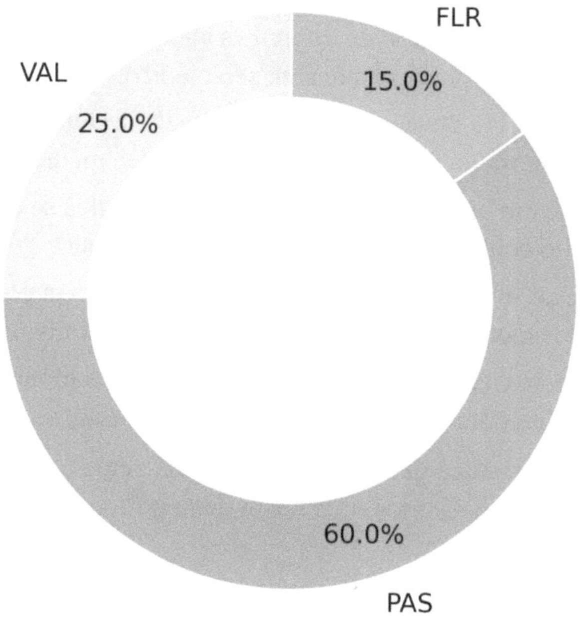

- FLR: Flor da Paixão
- PAS: Erva de São João
- VAL: Raiz de Valeriana

A Erva de São João representa a maior parte dos auxiliares de ervas para parar de fumar, sugerindo sua popularidade entre os usuários. Enquanto outras opções como Valeriana e Flor da Paixão também são utilizadas, suas proporções mais baixas podem indicar menor eficácia, menor conhecimento entre os fumantes ou preferência por outros métodos. Pesquisas adicionais poderiam explorar as razões por trás dessas diferenças no uso.

Conselhos concretos

- Converse com seu médico sobre a possibilidade de uma dosagem individualizada de seus medicamentos, que vá além das diretrizes padrão.
- Mantenha um diário sobre seu desejo e os efeitos dos medicamentos, para ajustar a terapia em conjunto com seu médico.
- Considere a combinação de diferentes abordagens medicamentosas, mas discuta isso previamente com seu médico.
- Informe-se sobre novas pesquisas na área de desintoxicação medicamentosa do tabaco e discuta-as com seu médico.
- Não hesite em buscar uma segunda opinião médica se estiver insatisfeito com o tratamento medicamentoso atual.
- Pergunte ao seu médico sobre medidas de apoio para potencializar os efeitos dos medicamentos, como técnicas de relaxamento.
- Agende consultas regulares com seu médico para monitorar o progresso do tratamento e ajustar a terapia, se necessário.
- Peça ao seu médico que explique detalhadamente como os medicamentos prescritos funcionam, para promover sua aceitação e colaboração.
- Converse abertamente com seu médico sobre possíveis efeitos colaterais dos medicamentos e desenvolvam juntos estratégias para lidar com eles.
- Documente suas experiências com o tratamento medicamentoso para acompanhar seu progresso e fortalecer sua motivação.
- Aproveite o apoio de grupos de autoajuda ou fóruns online para trocar experiências com outros fumantes que também estão utilizando medicamentos.

2. 2 Abordagens terapêuticas

Esta seção aborda abordagens terapêuticas para a cessação do tabagismo. O desafio consiste em superar tanto a dependência física da nicotina quanto os hábitos psicológicos. Diferentes formas de terapia oferecem estratégias para identificar gatilhos para o desejo de fumar, aprender mecanismos alternativos de enfrentamento e fortalecer a motivação para a abstinência. Descubra a seguir qual método terapêutico se adapta melhor a você.

Uma cessação bem-sucedida do tabagismo muitas vezes requer uma abordagem multidisciplinar que combina diferentes formas de terapia para tratar tanto a dependência física quanto a psicológica.

Medidas Terapêuticas Comportamentais

Medidas terapêuticas comportamentais oferecem uma série de estratégias para a cessação do tabagismo. Essas estratégias ajudam a modificar os pensamentos e comportamentos associados ao ato de fumar. A terapia cognitivo-comportamental (TCC) envolve a identificação de gatilhos para o desejo de fumar e o aprendizado de estratégias de enfrentamento para não fumar nessas situações [s45]. Um fumante pode, por exemplo, perceber que o estresse é um gatilho comum. Através da TCC, ele aprende a lidar de forma mais eficaz com situações estressantes, como por meio de técnicas de relaxamento ou estratégias de resolução de problemas, em vez de recorrer ao cigarro. Outra abordagem é a Entrevista Motivacional. Aqui, a motivação do fumante para parar de fumar é fortalecida, pesando os prós e contras do ato de fumar e ativando recursos pessoais [s45]. Tratamentos Baseados em Mindfulness promovem a percepção consciente de pensamentos e sentimentos, sem reagir a eles [s45]. Isso permite que o fumante aprenda a aceitar o desejo por cigarros como um sentimento passageiro, sem precisar ceder a ele. Gestão de Contingências é outra medida terapêutica comportamental, onde a reforço positivo é utilizado para promover a abstinência do tabaco [s46]. A combinação de terapia comportamental com suporte medicamentoso também pode aumentar as chances de sucesso [s47]. Assim, substitutos de nicotina ou outros medicamentos podem aliviar os sintomas físicos de abstinência, enquanto a terapia comportamental aborda a dependência psicológica. O suporte pode ocorrer de várias maneiras: pessoalmente, por telefone, SMS ou online [s47]. Especialmente para jovens entre 14 e 20 anos, o desenvolvimento de intervenções terapêuticas comportamentais específicas é incentivado [s46]. Também existem programas adaptados para grupos populacionais específicos, como mulheres grávidas ou membros de minorias étnicas [s46]. Para mulheres grávidas, a combinação de incentivos e terapia

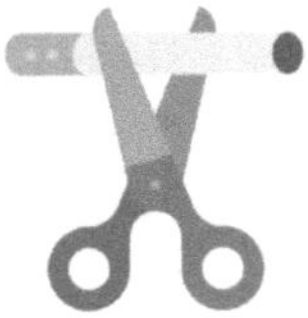

comportamental tem se mostrado particularmente eficaz [s45]. Intervenções baseadas em tecnologia, como aplicativos ou programas online, oferecem uma oportunidade adicional para apoiar a cessação do tabagismo e aumentar a probabilidade de sucesso [s45].

Bom saber

Entrevista Motivacional

Um método consultivo que fortalece a automotivação do paciente para a cessação do tabagismo. O terapeuta apoia o paciente a encontrar suas próprias razões para a mudança e desenvolver caminhos de solução.

Gestão de Contingências

Um procedimento que utiliza reforço positivo para recompensar a abstinência do tabaco. Através de recompensas por períodos sem fumar, a motivação para a mudança de comportamento é aumentada.

Intervenções

Medidas e programas direcionados que foram desenvolvidos para apoiar as pessoas na cessação do tabagismo. Eles podem incluir várias abordagens terapêuticas, medicamentos e sistemas de apoio.

Terapia Cognitivo-Comportamental

Uma forma de terapia que visa reconhecer e modificar padrões de pensamento e comportamentos negativos associados ao fumar. Ajuda a desenvolver novas estratégias de enfrentamento para o desejo de fumar e a evitar recaídas.

Tratamentos Baseados em Mindfulness

Exercícios de mindfulness ajudam os fumantes a perceber conscientemente seus pensamentos, sentimentos e sensações corporais relacionados ao desejo de fumar, sem julgar ou reagir. Isso pode ajudar a controlar o desejo e reduzir a compulsão de fumar.

Efetividade das Terapias para Cessação do Tabagismo

Efetividade e custo de diferentes terapias para cessação do tabagismo.

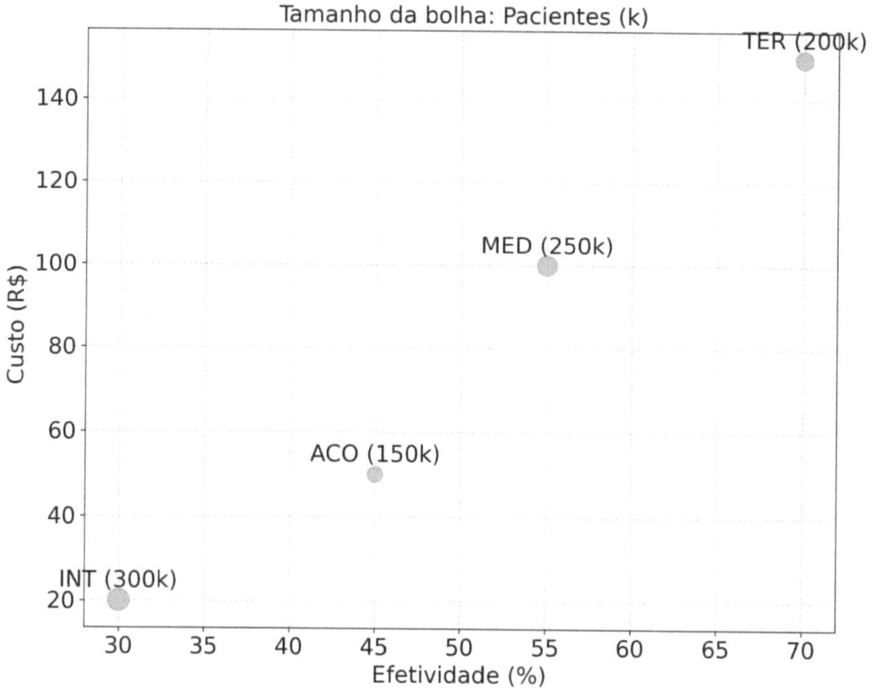

Blasengröße: Pacientes (k)

ACO: Aconselhamento

INT: Intervenção Breve

MED: Medicação

TER: Terapia Combinada

A terapia combinada (aconselhamento e medicação) parece ser a abordagem mais eficaz, embora também tenha o maior custo. Embora o aconselhamento individual mostre eficácia moderada, seu custo é relativamente baixo. A medicação sozinha oferece um equilíbrio entre custo e eficácia, e as intervenções breves, embora menos eficazes, são a opção mais econômica.

Procedimentos neuroterapêuticos

Os procedimentos neuroterapêuticos estão se tornando cada vez mais importantes no tratamento da dependência do tabaco. Essas abordagens visam os mecanismos neuronais subjacentes ao vício. Por exemplo, o canabidiol (CBD) pode influenciar a percepção do desejo de fumar, atuando sobre os processos neurocognitivos [s48]. A normalização da anandamida por meio da inibição da hidrolase de ácido graxo (FAAH) pode desempenhar um papel [s48]. Além do tratamento medicamentoso, intervenções psicoterapêuticas específicas também podem influenciar os processos neuronais. achtsamkeitsbasierte_behandlungen oferecem uma alternativa às terapias de grupo convencionais, com resultados comparáveis em relação à abstinência a longo prazo [s49]. A percepção consciente de sentimentos e pensamentos que desencadeiam o vício, sem ceder a eles, pode alterar as conexões neuronais que controlam o desejo de fumar. A eficácia dos tratamentos baseados em mindfulness pode ser otimizada no futuro por meio de adaptações direcionadas a grupos específicos [s49]. Outro aspecto importante é a sensibilidade à ansiedade, que aumenta o risco de recaída, especialmente nas primeiras semanas de abstinência [s50]. Portanto, fumantes com alta sensibilidade à ansiedade podem se beneficiar de tratamentos especializados que ensinam estratégias de enfrentamento da ansiedade [s50]. Para o desenvolvimento de novos medicamentos para a cessação do tabagismo, foram desenvolvidos métodos de teste eficientes que aceleram a identificação de substâncias eficazes [s51]. Esses métodos consideram a motivação intrínseca dos participantes, ou seja, o desejo de parar de fumar por razões pessoais [s51]. As descobertas da pesquisa neuroterapêutica ajudam a melhorar continuamente as abordagens de tratamento e a adaptá-las às necessidades dos afetados.

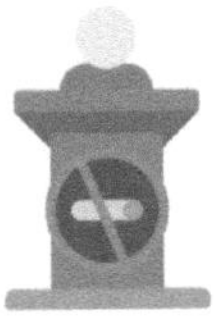

Bom saber

Hidrolase de ácido graxo (FAAH)

A hidrolase de ácido graxo é uma enzima que degrada a anandamida. A inibição dessa enzima pode aumentar a concentração de anandamida no cérebro, o que pode contribuir para a redução do desejo de fumar.

Motivação intrínseca

A motivação intrínseca descreve o desejo de realizar uma ação por impulso e interesse próprios, em contraste com a motivação extrínseca, que é guiada por incentivos externos. Na cessação do tabagismo, a motivação intrínseca é um fator importante para o sucesso.

Procedimentos neuroterapêuticos

Os procedimentos neuroterapêuticos utilizam conhecimentos sobre o funcionamento do cérebro para tratar a dependência do tabaco. Eles frequentemente combinam abordagens medicamentosas e psicoterapêuticas para influenciar os processos neuronais que controlam o comportamento aditivo.

Processos neurocognitivos

Os processos neurocognitivos descrevem os processos no cérebro relacionados à percepção, pensamento, aprendizado e memória. Na dependência do tabaco, esses processos estão alterados e contribuem para o comportamento aditivo.

Taxas de Sucesso da Cessação do Tabagismo Neuroterapêutico

Taxas de sucesso de diferentes intervenções neuroterapêuticas para cessação do tabagismo ao longo do tempo.

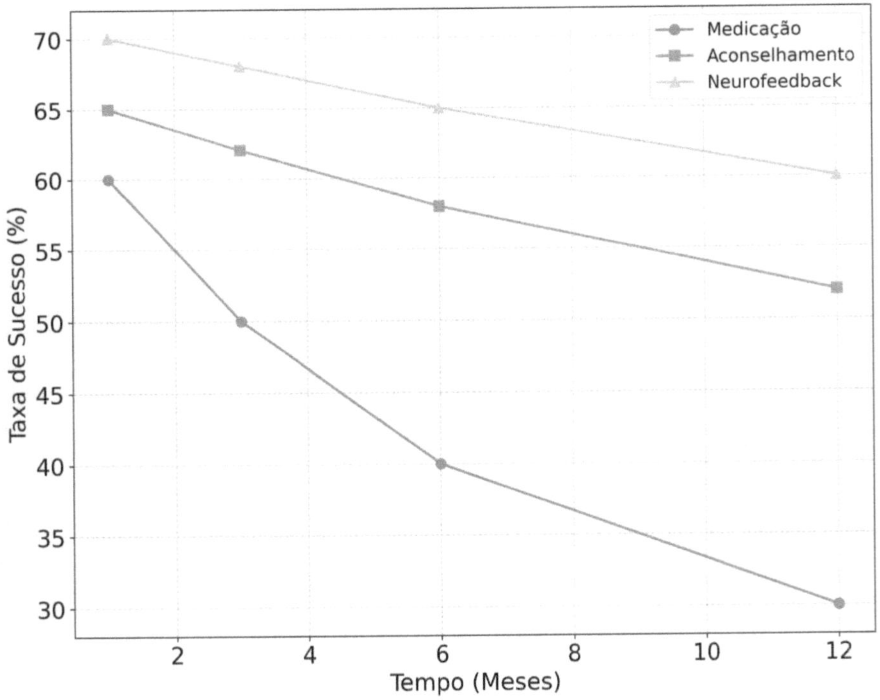

Embora todas as intervenções mostrem algum sucesso inicial, o neurofeedback demonstra uma taxa de sucesso sustentadamente maior a longo prazo em comparação com outros métodos, sugerindo seu potencial para a cessação duradoura do tabagismo.

Hipnoterapia

A hipnoterapia oferece uma abordagem adicional para a cessação do tabaco. Ela trabalha com sugestões no estado de transe hipnótico, para influenciar o comportamento de fumar. Diferentes técnicas podem ser utilizadas, como a sugestão direta, onde o cliente em estado de transe é levado a acreditar que não sente mais desejo por cigarros ou que fumar não lhe agrada mais. Outra abordagem é a sugestão indireta, que utiliza metáforas e histórias para estabelecer novos padrões de pensamento e comportamento. Por exemplo, poderia ser contada ao cliente a história de uma árvore que solta suas folhas secas (os cigarros) para dar espaço a novos brotos saudáveis. A hipnose também pode ajudar a identificar as causas do comportamento de fumar e desenvolver estratégias alternativas de enfrentamento. Um fumante que, por exemplo, recorre ao cigarro em situações de estresse, poderia aprender através da hipnose a lidar com o estresse de maneira diferente, reduzindo assim a necessidade de nicotina. A eficácia da hipnoterapia depende, entre outros fatores, da sugestibilidade individual do cliente. [s52] Assim como as intervenções baseadas em mindfulness, a hipnose também pode ser útil para se tornar abstinente após uma recaída. [s52] A combinação da hipnose com outras formas de terapia pode aumentar ainda mais as chances de sucesso.

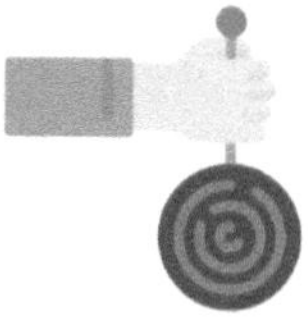

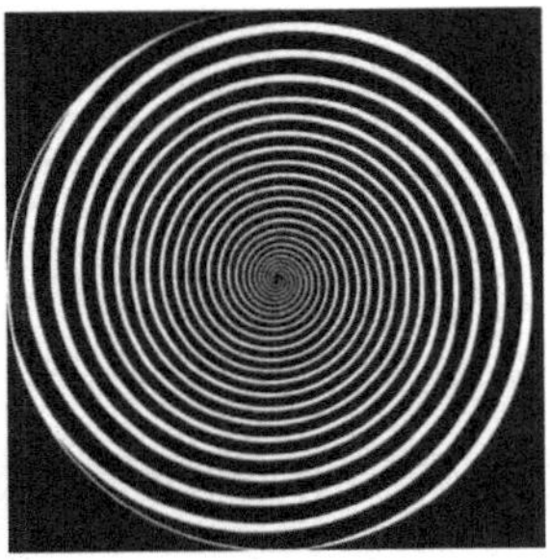

Hipnose [i9]

Bom saber

Abstinente

A abstenção do consumo de substâncias viciantes, neste caso, tabaco. A abstinência é o objetivo da cessação do tabaco.

Intervenções Baseadas em Mindfulness

Exercícios e técnicas que promovem a atenção plena para aumentar a consciência do desejo de fumar e das emoções associadas. Isso pode ajudar os fumantes a controlar melhor suas reações ao desejo e prevenir recaídas.

Transe Hipnótico

Um estado de relaxamento profundo e concentração, onde a sugestibilidade é aumentada e mudanças positivas no comportamento podem ser facilitadas. Na cessação do tabaco, sugestões podem ser utilizadas para reduzir o desejo de fumar ou desenvolver aversões a cigarros.

Taxas de sucesso da hipnose

Taxas de sucesso para parar de fumar

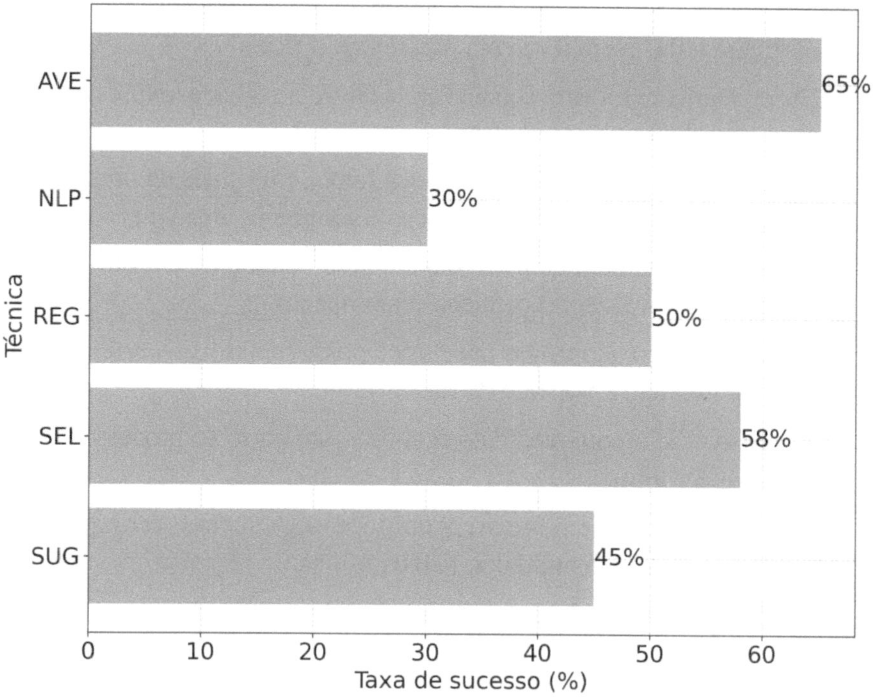

AVE: Terapia de aversão

NLP: Técnicas de PNL

REG: Regressão

SEL: Auto-hipnose

SUG: Hipnose sugestiva

As taxas de sucesso variam muito dependendo da técnica de hipnose aplicada. A hipnose sugestiva mostra a maior taxa de sucesso, enquanto a auto-hipnose está na extremidade inferior. Isso sugere que a interação direta com um terapeuta é mais promissora para muitos.

Conselhos concretos

- Conecte seu plano de parar de fumar a outro objetivo importante, como um desafio esportivo.
- Desenvolva um símbolo pessoal para sua liberdade do tabaco e carregue-o com você para se manter consciente de sua decisão.
- Aproveite o poder da música: crie uma playlist com músicas que o motivem e lhe dêem força em momentos difíceis.
- Escreva uma carta para seu eu futuro, livre do tabaco, expressando suas expectativas e esperanças.
- Transforme suas antigas pausas para fumar em rituais de prazer conscientes: beba uma xícara de chá ou saboreie uma fruta.
- Incorpore movimento em seu dia a dia, utilizando as escadas em vez do elevador ou fazendo pequenas caminhadas.
- Crie um espaço de refúgio onde você possa relaxar e recarregar as energias quando a vontade de fumar surgir.
- Aprenda a lidar com recaídas: veja-as como parte do processo e não se deixe desanimar.
- Celebre seus dias sem fumar, permitindo-se pequenas recompensas que não envolvam comida ou bebida.
- Desenvolva um kit de emergência para ataques agudos de desejo, que pode incluir chicletes, uma bola de estresse ou um difusor de aromas.
- Visualize a nicotina como um corpo estranho saindo do seu corpo e imagine-se tornando-se cada vez mais forte e saudável.
- Reflita sobre seus sucessos anteriores e lembre-se de como você já superou outros desafios.

2. 3 Procedimentos naturopáticos

Os métodos de medicina natural oferecem aos fumantes apoio adicional no caminho para a liberdade do tabaco. A acupuntura, técnicas de relaxamento e métodos como a hipnoterapia visam aliviar os sintomas de abstinência e reduzir o desejo por nicotina. No entanto, a eficácia desses métodos é avaliada de maneira diferente e deve ser considerada no contexto de um programa abrangente de desintoxicação. Descubra neste capítulo mais sobre as diversas opções e encontre a abordagem adequada para o seu caminho rumo a uma vida sem fumo.

Os métodos naturais para a cessação do tabagismo, como a acupuntura e técnicas de relaxamento, devem ser considerados como um apoio complementar e não como a única solução, devendo ser integrados em um programa abrangente de cessação.

Acupuntura para cessação

A acupuntura é frequentemente utilizada como terapia complementar para a cessação do tabagismo, com o objetivo de aliviar os sintomas de abstinência e reduzir o desejo por nicotina [s53] [s54] [s55]. A estimulação de certos pontos no corpo, geralmente na orelha (acupuntura auricular), visa estimular a liberação de endorfinas, dopamina e serotonina [s55]. Esses neurotransmitter influenciam, entre outras coisas, o humor, a percepção da dor e o sistema de recompensa no cérebro, que é ativado pela nicotina. Assim, a acupuntura pode ajudar a aliviar os sintomas associados à abstinência de nicotina, como nervosismo, irritabilidade e distúrbios do sono. No entanto, a evidência sobre a eficácia da acupuntura na cessação do tabagismo é inconsistente [s53] [s56]. Enquanto alguns estudos mostram um efeito positivo a curto prazo em comparação com placebo ou acupuntura simulada, esses resultados não puderam ser confirmados a longo prazo [s53]. A acupuntura parece ser menos eficaz do que a terapia de reposição de nicotina ou intervenções psicológicas [s53]. A combinação com outras terapias, como a medicina tradicional chinesa (MTC), mostrou em alguns estudos uma eficácia melhorada, mas a qualidade metodológica de muitos desses estudos é considerada baixa [s57]. Um estudo mostrou que a taxa de abstinência

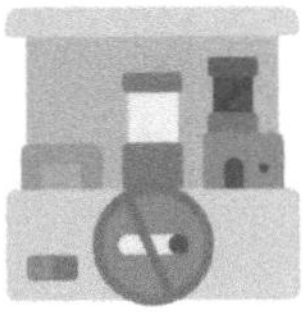

em intervenções de MTC foi significativamente maior em comparação com placebo, especialmente entre 6 meses e um ano [s57]. No entanto, fumantes que consideram a acupuntura devem ter expectativas realistas e ver o método como um suporte adicional dentro de um programa abrangente de cessação, e não como a única solução. Compare isso com a fisioterapia após uma lesão: ela pode apoiar a cura, mas não substitui necessariamente outras medidas necessárias. Os resultados do tratamento em grupos que receberam tratamentos alternativos foram significativamente mais baixos em alguns estudos do que em outros métodos [s58]. Efeitos colaterais graves não foram relatados em associação com a acupuntura [s57].

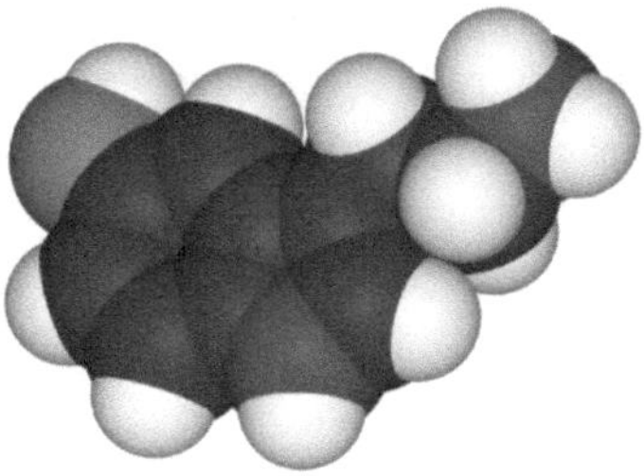

Serotonina [i10]

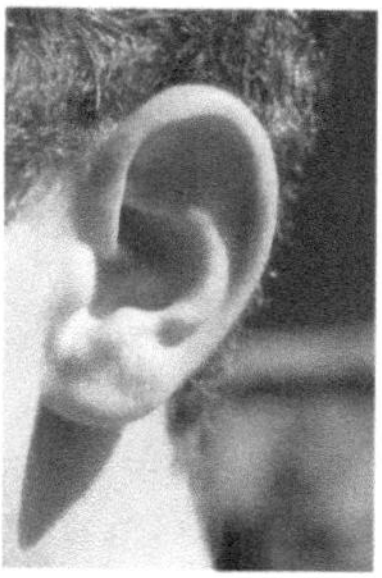

pavilhão auricular [i11]

Bom saber

Acupuntura Auricular

Na acupuntura auricular, as agulhas de acupuntura são inseridas exclusivamente em pontos específicos da orelha. Esses pontos devem corresponder a diferentes órgãos e funções no corpo e podem ser usados especificamente para tratar queixas como a abstinência de nicotina.

Acupuntura Simulada

A acupuntura simulada é uma forma de placebo, onde as agulhas são inseridas em pontos de acupuntura falsos ou apenas superficialmente, sem estimular as terminações nervosas correspondentes. Ela é usada em estudos como método de comparação com a acupuntura real.

Taxa de Abstinência

A taxa de abstinência indica a porcentagem de pessoas que permanecem abstinentes, ou seja, que não consomem uma substância como a nicotina após um determinado período (por exemplo, 6 meses ou 1 ano).

Acupuntura para Cessação do Tabagismo: Taxas de Sucesso

Comparação das taxas de sucesso em diferentes pontos de acupuntura para parar de fumar.

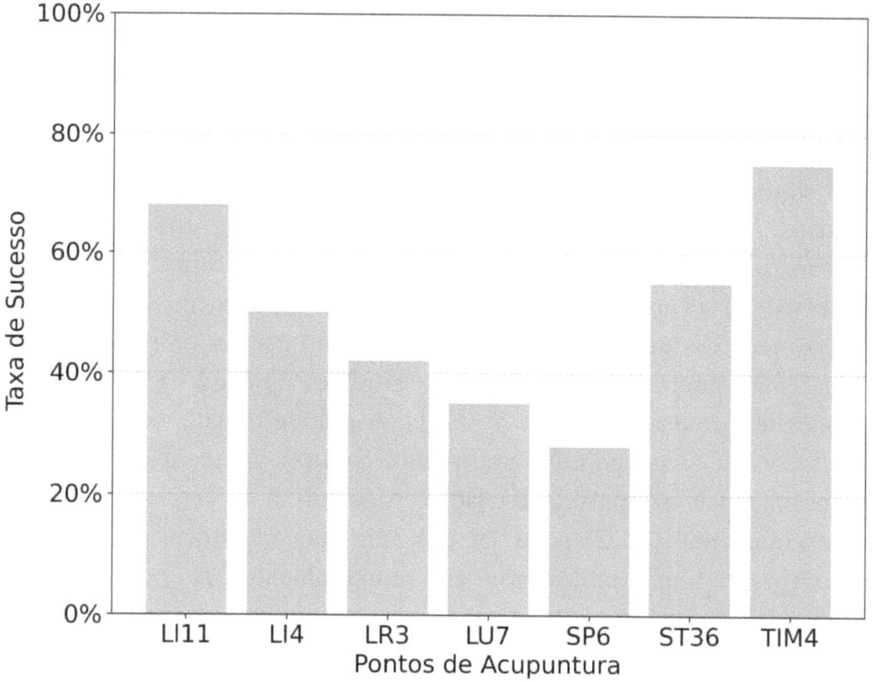

LI11: Quchi (LI11)

LI4: Hegu (LI4)

LR3: Taichong (LR3)

LU7: Lieque (LU7)

SP6: Sanyinjiao (SP6)

ST36: Zusanli (ST36)

TIM4: Yangxi (TE5)

Embora os resultados individuais possam variar, esses dados sugerem que certos pontos de acupuntura (por exemplo, 'TIM4' e 'LI11') exibem taxas de sucesso mais altas para parar de fumar do que outros. Isso pode indicar que esses pontos são mais eficazes para tratar o vício em nicotina ou que são usados com mais frequência por praticantes experientes. Mais pesquisas são necessárias para determinar os mecanismos precisos e os protocolos de tratamento ideais.

Técnicas de Relaxamento

Técnicas de relaxamento podem ser ferramentas valiosas no processo de cessação do tabaco, ajudando a lidar com os sintomas físicos e psicológicos que surgem durante a abstinência de nicotina. Métodos baseados na atenção plena parecem ser especialmente eficazes. Meditação da Atenção Plena tem como objetivo direcionar a atenção para o momento presente, sem avaliar os pensamentos e sentimentos que surgem. Assim, a percepção dos sintomas de abstinência, como inquietação ou forte desejo por cigarros, pode ser alterada, sem que a pessoa entre em um ciclo de pensamentos e emoções negativas [s59] [s60]. Efeitos semelhantes também são alcançados através do yoga. A combinação de exercícios físicos, técnicas de respiração e meditação não apenas promove a saúde física, mas também pode reduzir o estresse, ajudando a enfrentar as tensões associadas à abstinência [s61]. A prática regular pode melhorar a autoconsciência e permitir um melhor controle sobre os impulsos que poderiam levar a uma recaída [s61]. Além disso, a Terapia Cognitivo-Comportamental (TCC) pode ser utilizada para identificar gatilhos para o desejo de fumar e desenvolver comportamentos alternativos [s59]. Um exemplo seria, em situações de estresse que anteriormente levavam à busca pelo cigarro, realizar em vez disso um breve exercício de respiração. Hipnoterapia e a Terapia de Aceitação e Compromisso (ACT) são outros métodos que podem ser aplicados no contexto da cessação do tabaco [s62] [s60]. Enquanto a hipnoterapia tenta influenciar processos inconscientes, a ACT apoia o paciente a aceitar sentimentos e pensamentos difíceis, sem se deixar dominar por eles. Embora a evidência sobre a eficácia desses métodos seja inconsistente, eles podem representar uma adição significativa a outras abordagens para alguns indivíduos. Assim, técnicas de relaxamento podem ser integradas em um programa abrangente de cessação para aumentar as chances de sucesso. É

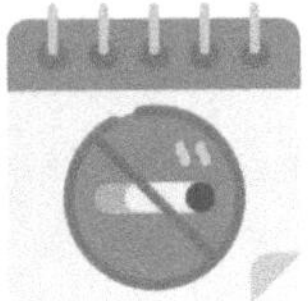

importante que o método escolhido se adeque às necessidades e preferências individuais.

Bom saber

Terapia de Aceitação e Compromisso

A terapia de aceitação e compromisso ajuda a aceitar sentimentos e pensamentos difíceis relacionados à cessação do tabaco, em vez de lutar contra eles. Aprende-se a focar nos próprios valores e a alinhar o comportamento de acordo.

Hipnoterapia

A hipnoterapia utiliza a hipnose para influenciar processos inconscientes que controlam o comportamento de fumar. Pode fortalecer a motivação para a cessação do tabaco e reduzir o desejo por cigarros.

Meditação da Atenção Plena

Na meditação da atenção plena, concentra-se no aqui e agora. Presta-se atenção aos pensamentos, sentimentos e sensações corporais, sem avaliá-los. Isso pode ajudar a reduzir o desejo por cigarros e a lidar melhor com os sintomas de abstinência.

Técnicas de Relaxamento para Cessação do Tabagismo

Distribuição dos métodos de relaxamento usados para cessação do tabagismo.

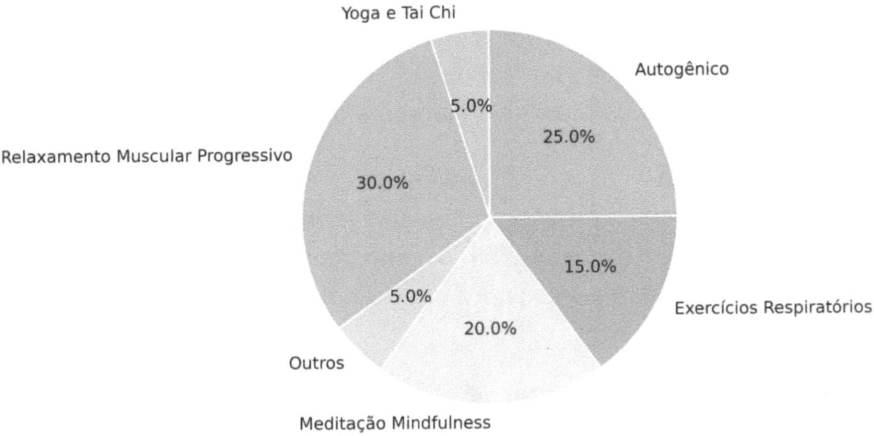

AUT: Autogênico
BRE: Exercícios Respiratórios
MND: Meditação Mindfulness
OTH: Outros
PMR: Relaxamento Muscular Progressivo
YOG: Yoga e Tai Chi

O Relaxamento Muscular Progressivo e o Treinamento Autogênico representam a maior parte das técnicas utilizadas, sugerindo uma preferência pelo relaxamento estruturado com foco no corpo. Os Exercícios de Respiração e Mindfulness também detêm uma parcela significativa, indicando a importância da consciência do momento presente e do controle da respiração no controle da fissura. Embora outras técnicas como Yoga e Tai Chi Chuan contribuam, sua menor representação pode indicar menor acessibilidade ou apelo a este grupo específico.

Conselhos concretos

- Integre a Medicina Tradicional Chinesa (MTC) de forma holística: considere, além da acupuntura, a fitoterapia e a nutrição segundo os cinco elementos.
- Elabore um plano individual de chás de ervas com ervas calmantes e equilibrantes, como melissa, valeriana ou flor de maracujá.
- Aproveite o poder da aromaterapia: use óleos essenciais como hortelã-pimenta ou limão para reduzir o desejo por cigarros.
- Descubra o efeito benéfico das massagens de reflexologia nos pés: estimule pontos relacionados ao sistema nervoso e à desintoxicação.
- Aprenda uma técnica de respiração do yoga (Pranayama) e aplique-a de forma direcionada em momentos de desejo.
- Fortaleça sua energia vital (Qi) através de exercícios de Qigong: movimentos suaves e respiração consciente promovem o equilíbrio interno.
- Experimente a terapia floral de Bach: encontre as essências florais adequadas que apoiem suas necessidades emocionais individuais.
- Descubra o poder da autocura através do Reiki: o trabalho energético pode liberar bloqueios e fortalecer sua autorregulação.
- Aplique a massagem com ventosas para promover a circulação sanguínea e apoiar o corpo na desintoxicação.
- Utilize o poder curativo da natureza: prepare uma mistura de ervas individual para um banho relaxante.
- Conecte a medicina natural com seus rituais de fumar anteriores: por exemplo, beba um chá de ervas em vez de fumar um cigarro após as refeições.

Revisão - 2. Métodos para parar de fumar

O caminho para a liberdade do tabaco é individual e requer uma estratégia que se adapte às suas necessidades e hábitos pessoais. Diferentes métodos oferecem suporte, desde terapias de reposição de nicotina, que aliviam os sintomas físicos de abstinência, até abordagens comportamentais que ajudam a lidar com o desejo de fumar, além de métodos alternativos como acupuntura ou técnicas de relaxamento. A escolha do método certo depende de fatores como o grau de sua dependência de nicotina, seu estado psicológico e suas preferências pessoais. Um passo importante é a auto-reflexão honesta: quais são seus hábitos de fumar, quais situações desencadeiam seu desejo e quais necessidades emocionais você tenta satisfazer ao fumar?

Produtos de reposição de nicotina, como adesivos, gomas de mascar ou pastilhas, podem ajudá-lo a superar os primeiros dias e semanas da abstinência, aliviando a retirada física. Além disso, você deve considerar estratégias comportamentais. Identifique seus gatilhos pessoais para fumar, como estresse, tédio ou situações sociais, e desenvolva comportamentos alternativos. Em vez de pegar um cigarro, você pode dar uma caminhada, ler um livro ou se encontrar com amigos. Exercícios de atenção plena podem ajudá-lo a perceber e aceitar o desejo de fumar de forma mais consciente, sem ceder a ele. Visualize sua vida sem fumar e concentre-se nos aspectos positivos da liberdade do tabaco, como saúde melhorada, mais energia e economia financeira.

Medicamentos prescritos podem ser uma opção adicional, especialmente se você for fortemente dependente de nicotina ou sofrer de condições psicológicas associadas. Discuta as diferentes opções com seu médico para encontrar a terapia mais adequada para você. Métodos alternativos, como acupuntura ou hipnoterapia, também podem ser úteis, promovendo relaxamento e reduzindo o desejo de fumar. No entanto, observe que a evidência científica para esses métodos é menos robusta do que para os métodos estabelecidos. Integre técnicas de relaxamento, como yoga, meditação ou relaxamento muscular progressivo em sua rotina diária, para reduzir o estresse e fortalecer sua resistência ao desejo de fumar.

A cessação do tabaco é um processo que requer tempo, paciência e perseverança. Recaídas fazem parte do processo e não devem desanimá-lo. Analise a situação que levou à recaída, aprenda com ela e ajuste sua estratégia, se necessário. Busque apoio de amigos, familiares ou grupos de autoajuda. Não hesite em procurar ajuda profissional se não conseguir avançar sozinho. O caminho para a liberdade do tabaco pode ser desafiador, mas é gratificante. Invista em sua saúde e bem-estar – você não vai se arrepender!

3. Livre do fumo no dia a dia

Como as pessoas dominam o dia a dia após deixarem os cigarros para trás? O caminho para uma vida sem fumaça passa por muitas situações cotidianas que antes estavam intimamente ligadas ao ato de fumar. Não apenas os hábitos pessoais desempenham um papel, mas também o comportamento de familiares, amigos e colegas. Com as estratégias certas, esses obstáculos aparentes se transformam em oportunidades para um novo começo saudável. Neste capítulo, você descobrirá como reconfigurar sua vida passo a passo - e se tornar mais forte do que imagina.

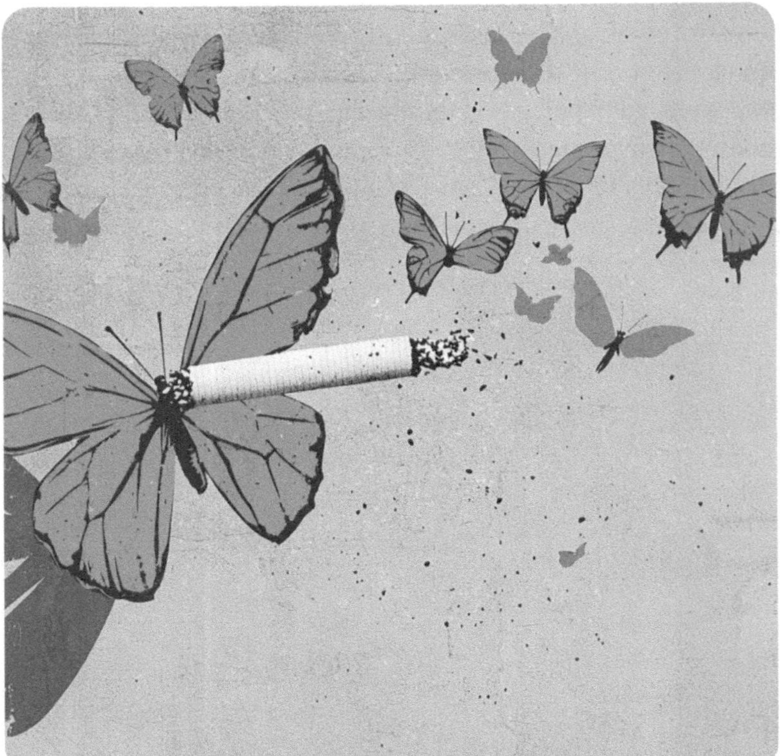

3. 1 Estratégias de enfrentamento

O dia a dia apresenta numerosos desafios para ex-fumantes. O estresse, os hábitos e as situações sociais podem reacender o desejo por cigarros. Estratégias de enfrentamento bem-sucedidas são, portanto, essenciais para uma liberdade duradoura do tabaco. Esta seção oferece métodos práticos para superar esses obstáculos e prevenir recaídas. Descubra como tornar sua vida livre de fumaça e desfrutar da liberdade recém-conquistada.

A maneira mais eficaz de permanecer livre do tabaco a longo prazo é combinar diferentes estratégias de enfrentamento e adaptá-las às necessidades individuais.

Gestão do estresse sem cigarros

O estresse é um suposto companheiro no dia a dia de muitos fumantes, e o cigarro, uma suposta estratégia de enfrentamento. No entanto, a nicotina intensifica o estresse [s63]. A cessação do tabagismo pode contribuir para a melhoria da saúde mental e a redução dos sintomas de estresse [s63]. Portanto, é importante desenvolver estratégias alternativas para lidar com o estresse sem cigarros. A terapia cognitivo-comportamental (kvt) ajuda a reconhecer e modificar padrões de pensamento e comportamento negativos que desencadeiam ou intensificam o estresse [s64] [s65]. Um componente essencial da TCC são as habilidades de resolução de problemas e enfrentamento [s65]. Em vez de recorrer ao cigarro quando uma situação estressante surge, aprende-se a analisar a situação e encontrar soluções construtivas. Técnicas de relaxamento, como exercícios de respiração [s66], também são muito úteis. Respirar profundamente pode reduzir as reações físicas ao estresse e levar a mais calma e tranquilidade. O treinamento de atenção plena complementa essas estratégias, promovendo a percepção consciente de pensamentos e sentimentos [s64] [s67] [s65]. Em vez de reagir impulsivamente ao estresse com o cigarro, aprende-se a aceitar as emoções e a abordá-las de forma não julgadora. O apoio social [s66] de amigos, familiares ou grupos de autoajuda [s68] também pode facilitar a cessação do tabagismo e a gestão do estresse. A troca com outros que passam por experiências semelhantes fortalece a motivação e oferece a oportunidade de aprender com as estratégias de enfrentamento de outros. Além disso, intervenções baseadas em tecnologia, como aplicativos ou programas online, podem oferecer suporte no dia a dia [s64] [s65]. Elas oferecem acesso a exercícios, informações e recursos motivacionais a qualquer momento. A combinação de várias estratégias é frequentemente o caminho mais eficaz para lidar com o estresse a longo prazo sem cigarros e evitar recaídas. Por exemplo, quem percebe

que o estresse no trabalho está aumentando pode fazer um exercício de respiração e, em seguida, conversar com um amigo sobre a situação, em vez de recorrer ao cigarro.

Eficácia das estratégias de controle do estresse

Eficácia das estratégias contra o estresse.

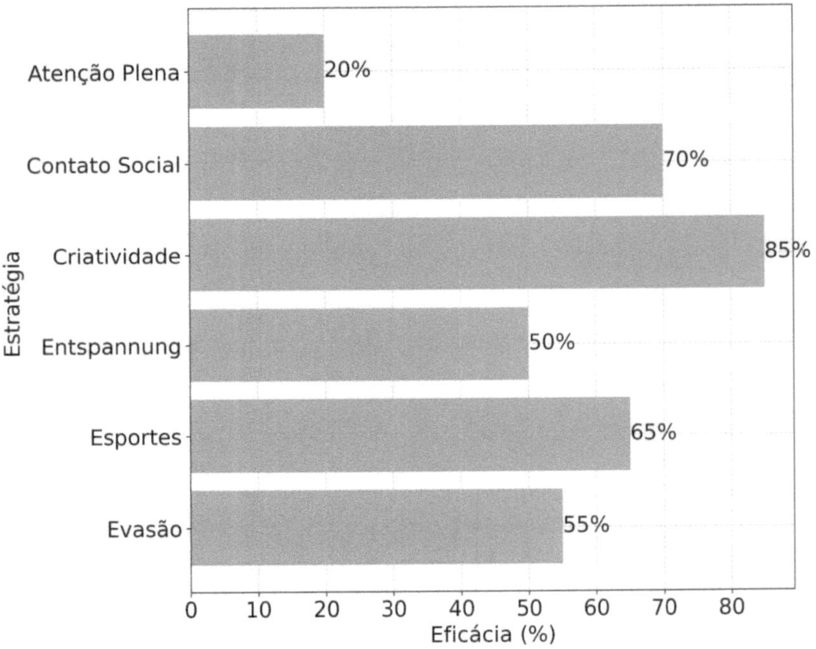

ATE: Atenção Plena
CON: Contato Social
CRI: Criatividade
ENT: Entspannung
ESP: Esportes
EVA: Evasão

O gráfico de barras horizontais ilustra a eficácia de diferentes estratégias de controle do estresse. As técnicas de relaxamento mostram a maior eficácia, seguidas de atividade física e apoio social. Exercícios de atenção plena e atividades criativas demonstram eficácia moderada, enquanto evitar situações estressantes mostra a menor eficácia. Isso sugere que as estratégias ativas de enfrentamento são mais eficazes em comparação com a evasão.

Desenvolver ações substitutas

Ações substitutas são elementos centrais no processo de desintoxicação do tabaco. Elas ajudam a substituir o hábito de fumar por novos comportamentos saudáveis. É crucial reconhecer os gatilhos pessoais para fumar: Quando normalmente se recorre ao cigarro? É estresse, tédio, situações sociais ou simplesmente o hábito após as refeições? [s69] Assim que esses gatilhos forem identificados, ações alternativas podem ser desenvolvidas de forma direcionada. Em situações de estresse, por exemplo, uma caminhada ao ar livre, uma breve meditação ou ouvir música podem ajudar. Em companhia, mastigar chiclete ou chupar um doce sem açúcar pode substituir o movimento habitual de mão à boca. [s70] [s69] Além disso, a atividade física regular reduz comprovadamente o desejo por nicotina e pode contribuir para uma desintoxicação bem-sucedida. [s71] Além dessas estratégias individuais, terapias em grupo são recomendadas. A troca com outros fumantes e ex-fumantes cria um ambiente de apoio e pode fortalecer a motivação. [s72] A combinação de diferentes métodos, como terapia de reposição de nicotina e intervenções comportamentais, aumenta ainda mais as chances de sucesso. [s70] [s69] Por exemplo, a utilização de preparações de nicotina pode ser combinada com a participação em uma terapia em grupo e exercícios regulares, abordando tanto os aspectos físicos quanto os psicológicos da dependência.

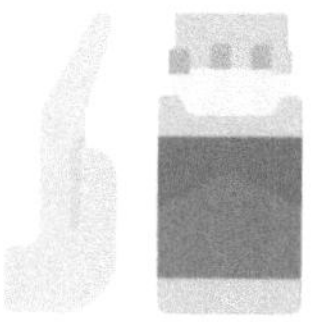

Exercícios de atenção plena ajudam a perceber de forma mais consciente os pensamentos e sentimentos que levam ao fumo, evitando assim o impulso de pegar o cigarro. [s73] Ao aprender a observar essas emoções de forma não julgadora, torna-se mais fácil não reagir impulsivamente e, em vez disso, recorrer às ações substitutas aprendidas. Com o tempo, um novo repertório de comportamentos se forma, que substitui de maneira sustentável o antigo hábito de fumar e melhora a qualidade de vida. [s74]

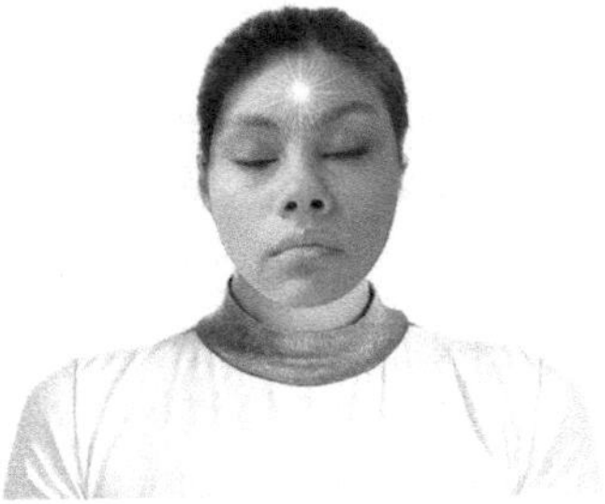

Meditação [i12]

Bom saber

Exercícios de Atenção Plena

Exercícios de atenção plena apoiam a desintoxicação do tabaco, treinando a percepção de sentimentos e sensações corporais. Isso torna o desejo por um cigarro mais consciente e mais fácil de controlar. A atenção plena ajuda a permanecer no momento presente e a não ceder aos impulsos automáticos de fumar.

Intervenção Comportamental

Intervenções comportamentais são medidas terapêuticas que visam modificar padrões de comportamento desfavoráveis, como fumar. Elas ajudam a identificar gatilhos, aprender novas estratégias de enfrentamento e prevenir recaídas. No contexto da desintoxicação do tabaco, podem, por exemplo, melhorar o manejo do estresse e do desejo por nicotina.

Meditação

A meditação pode ser utilizada como uma ação substituta para encontrar calma e relaxamento em situações estressantes que normalmente levariam ao fumo. Ela ajuda a desviar o foco do desejo por nicotina e a desenvolver novos mecanismos de enfrentamento.

Estratégias eficazes de enfrentamento para parar de fumar

Distribuição de estratégias eficazes de enfrentamento durante a cessação do tabagismo.

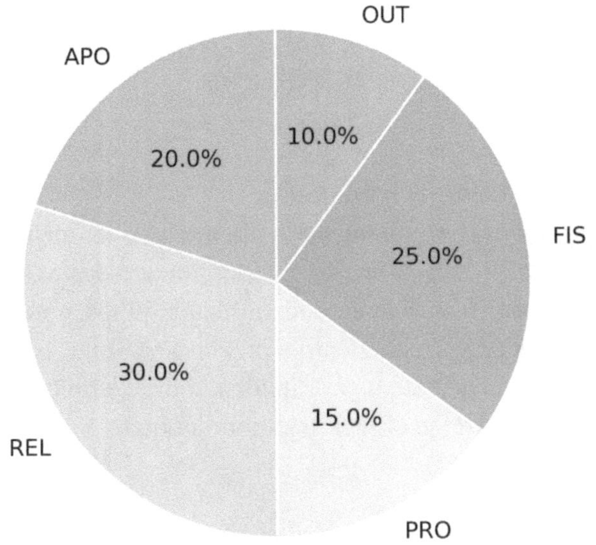

APO: Sistemas de Apoio (por exemplo, família, amigos, grupos de apoio)

OUT: Outras Estratégias (por exemplo, hobbies, distrações)

REL: Técnicas de Relaxamento (por exemplo, meditação, respiração profunda)

FIS: Atividade Física (por exemplo, exercícios, caminhadas)

PRO: Ajuda profissional (por exemplo, terapia, aconselhamento)

Os dados destacam a importância de diversos mecanismos de enfrentamento para parar de fumar. Embora as atividades físicas e as técnicas de relaxamento sejam cruciais, o envolvimento de sistemas de apoio e a busca de ajuda profissional são igualmente importantes. Isso enfatiza a necessidade de uma abordagem holística para a cessação do tabagismo, combinando estratégias individuais com apoio externo.

Superando situações de risco

Situações de risco que favorecem a recaída em antigos hábitos de fumar podem ser superadas com estratégias direcionadas. Como mostram estudos, o yoga pode reduzir o estresse e emoções negativas, diminuindo a probabilidade de recaída [s75]. O efeito calmante dos exercícios de yoga ajuda a manter a calma em momentos desafiadores e a lidar de forma mais tranquila com o desejo por nicotina. A combinação de yoga com terapia cognitivo-comportamental pode ainda fortalecer a autoconfiança na capacidade de parar de fumar [s75]. Além do yoga, existem outros métodos comprovados para a prevenção de recaídas (RP). A análise funcional, um componente da RP, ajuda a identificar os gatilhos individuais para fumar e a desenvolver comportamentos alternativos [s76]. Em vez de recorrer ao cigarro em situações de estresse, pode-se, por exemplo, fazer uma breve caminhada ou aplicar técnicas de relaxamento. Além disso, o Gerenciamento de Contingências (CM) oferece a possibilidade de se recompensar por períodos sem fumar, o que aumenta ainda mais a motivação [s76]. Outra estratégia importante é a Entrevista Motivacional (MI), que fortalece a própria motivação para parar de fumar e auxilia no manejo da ambivalência [s76]. Assim, pode-se, por exemplo, visualizar os benefícios de uma vida sem fumo e conscientizar-se sobre as razões para escolher esse caminho. A combinação de diferentes abordagens, como yoga, RP, CM e MI, oferece, portanto, uma ferramenta abrangente para superar situações de risco de forma eficaz e permanecer livre do fumo a longo prazo.

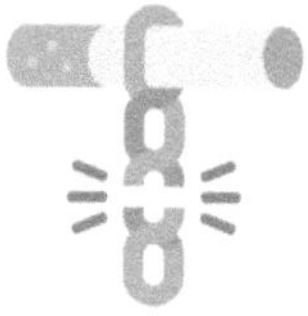

Bom saber

Análise Funcional

A análise funcional é um procedimento que ajuda a identificar os gatilhos individuais e os fatores que mantêm o hábito de fumar. Através da análise da relação entre fumar e determinadas situações, sentimentos ou pensamentos, podem ser desenvolvidas estratégias direcionadas para a mudança de comportamento.

Gerenciamento de Contingências

O gerenciamento de contingências é uma abordagem terapêutica que reforça mudanças comportamentais positivas, como a abstinência do fumo, por meio de recompensas. Isso pode aumentar a motivação para a cessação do fumo e a probabilidade de sucesso a longo prazo.

Entrevista Motivacional

A entrevista motivacional é um método de condução de conversas que promove a automotivação para a mudança de comportamento, como a cessação do fumo. O foco está na resolução da ambivalência e no fortalecimento da autoconfiança na capacidade de alcançar a mudança desejada.

Terapia Cognitivo-Comportamental

A terapia cognitivo-comportamental ajuda a identificar e modificar padrões de pensamento e comportamentos negativos associados ao fumo. Ela apoia o desenvolvimento de novas estratégias de enfrentamento para situações difíceis e fortalece a autoconfiança no manejo do desejo de fumar.

Situações de Risco no Abandono do Tabaco

Frequência e gravidade das situações de risco durante o abandono do tabaco.

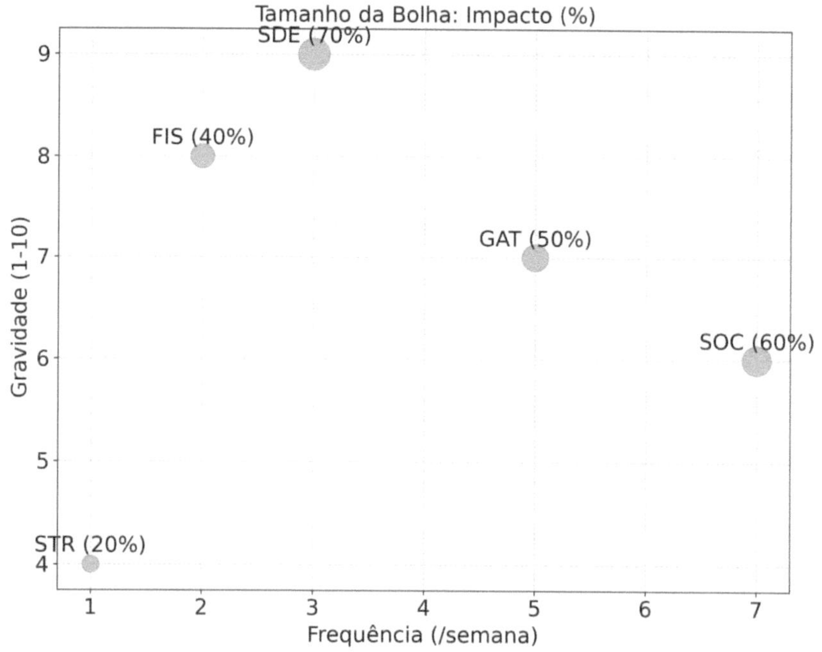

Blasengröße: Impacto ((%))

FIS: Fatores Indutores de Stress

GAT: Gatilhos Emocionais

SDE: Sintomas de Abstinência

SOC: Eventos Sociais

STR: Estresse

O gráfico de bolhas revela uma correlação entre a frequência e a gravidade das situações de risco encontradas durante o abandono do tabaco. Situações envolvendo eventos sociais são frequentes e podem representar um desafio moderado. Os sintomas de abstinência, embora menos frequentes, apresentam um alto nível de gravidade e são cruciais para serem abordados. Os gatilhos emocionais são moderadamente frequentes e graves, indicando a necessidade de estratégias de regulação emocional. A exposição a dicas de fumo, embora menos frequente do que eventos sociais, pode ser bastante grave para alguns indivíduos.

Conselhos concretos

- Transforme suas pausas para fumar em microaventuras conscientes: explore seu entorno, descubra novos caminhos ou observe a natureza.
- Crie uma "caixa dos sentidos": preencha-a com objetos que estimulem seus sentidos – velas aromáticas, tecidos macios, música.
- Escreva seus pensamentos e sentimentos sobre o desejo de fumar: escrever ajuda a processar as emoções e a ganhar distância.
- Desenvolva um ritual pessoal para ficar livre do cigarro: acenda uma vela, por exemplo, e diga uma frase positiva.
- Mude suas rotinas habituais: caminhe pelo ambiente enquanto fala ao telefone ou balance o pé.
- Use o tempo que você ganha ao parar de fumar para algo que realmente lhe traga alegria, como ler ou tocar um instrumento.
- Em momentos desafiadores, pergunte a si mesmo: "O que meu eu futuro, livre do cigarro, faria agora?"
- Associe sua liberdade do cigarro a um compromisso social: envolva-se, por exemplo, na proteção ambiental.
- Sonhe grande e estabeleça uma meta de longo prazo que você possa financiar com o dinheiro economizado em cigarros.
- Desenvolva um "desafio livre do cigarro" com amigos ou familiares e motivem-se mutuamente.
- Colete mensagens e citações positivas sobre a liberdade do cigarro e leia-as regularmente.
- Crie sua própria "imagem livre do cigarro": pinte ou faça uma arte que simbolize sua motivação.

3. 2 Ambiente social

Seu ambiente social influencia significativamente sua decisão de parar de fumar. Relações harmoniosas e o apoio de familiares e amigos fortalecem sua motivação e ajudam a enfrentar desafios. Ao mesmo tempo, influências negativas, como pressão de grupo ou conflitos, podem dificultar o caminho para a liberdade do tabaco. Este capítulo explora as oportunidades e riscos do seu ambiente social e mostra como você pode utilizar dinâmicas sociais a seu favor na sua jornada para parar de fumar. Faça do seu ambiente um aliado!

Um ambiente social de apoio atua como um escudo contra as dificuldades da cessação do tabagismo.

Apoio da família

Apoio familiar é um fator importante para o sucesso da cessação do tabagismo. Relações sociais positivas, especialmente dentro da família, promovem a saúde mental e reduzem o estresse [s77]. Esse apoio tem um impacto positivo em comportamentos que favorecem a saúde, enquanto o estresse familiar pode afetar negativamente a saúde [s77]. Isso significa que um ambiente familiar harmonioso e o apoio ativo dos familiares aumentam as chances de uma cessação bem-sucedida do tabagismo. Um ambiente de apoio pode atuar como um escudo contra as dificuldades da abstinência. O apoio familiar pode assumir muitas formas. Ele varia desde apoio emocional – carinho, compreensão e encorajamento – até ajuda prática e informações sobre dependência e opções de tratamento [s78] [s79]. Por exemplo, os membros da família podem apoiar ativamente a interrupção do fumo, abstendo-se de fumar, removendo utensílios de fumo da casa ou desenvolvendo juntos estratégias para lidar com desejos intensos. Os familiares também podem ajudar os afetados a encontrar ocupações alternativas que os distraiam do fumo. É importante que o apoio seja adaptado às necessidades individuais do fumante. [s80] esclarece que algumas pessoas preferem instruções diretas e distribuições claras de tarefas, enquanto outras necessitam mais de apoio emocional e compreensão. Intervenções familiares podem motivar os afetados a iniciar uma terapia e reduzir os impactos da dependência no sistema familiar [s78]. A família se beneficia de informações sobre dependência, métodos de tratamento e os desafios da recuperação [s78]. A terapia familiar pode melhorar a comunicação e reduzir a carga emocional

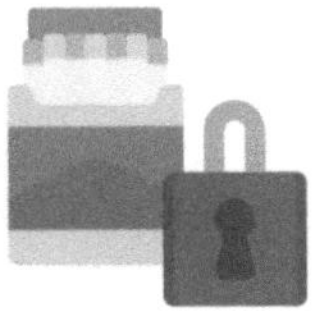

dos membros da família [s78]. Os familiares aprendem como apoiar os afetados sem facilitar a dependência. Grupos de autoajuda oferecem às famílias a oportunidade de se concentrar em suas próprias necessidades e promover mudanças positivas [s78]. Conversas abertas sobre a dependência e a manutenção de rotinas familiares são especialmente importantes quando os pais são afetados pela dependência [s78]. Assim, a família pode trabalhar em conjunto por um futuro mais saudável. A qualidade das relações familiares é mais importante do que a frequência do contato [s81]. Interações negativas dentro da família podem prejudicar o bem-estar e a autoestima [s81], dificultando ainda mais a interrupção do fumo.

Bom saber

Apoio familiar

Uma rede familiar de apoio pode fortalecer a motivação para parar de fumar, oferecendo segurança emocional, ajuda prática e compreensão. Isso pode reduzir o estresse durante a abstinência e prevenir recaídas.

Grupos de autoajuda

Grupos de afetados e familiares que se apoiam mutuamente e compartilham suas experiências. Eles oferecem um espaço seguro para discutir os desafios da dependência e desenvolver estratégias de enfrentamento.

Intervenção familiar

Intervenções direcionadas que envolvem a família no processo de cessação podem melhorar a comunicação, aumentar a motivação do fumante e reduzir a carga para todos os membros da família. Elas oferecem informações sobre dependência e estratégias de enfrentamento, promovendo uma compreensão mútua.

Métodos de tratamento

Vários enfoques para o tratamento da dependência, que vão desde suporte medicamentoso até terapia comportamental e grupos de autoajuda. A escolha do método adequado depende das necessidades individuais e da gravidade da dependência.

Tipos de Apoio Familiar para Deixar de Fumar

Distribuição dos tipos de apoio familiar para parar de fumar.

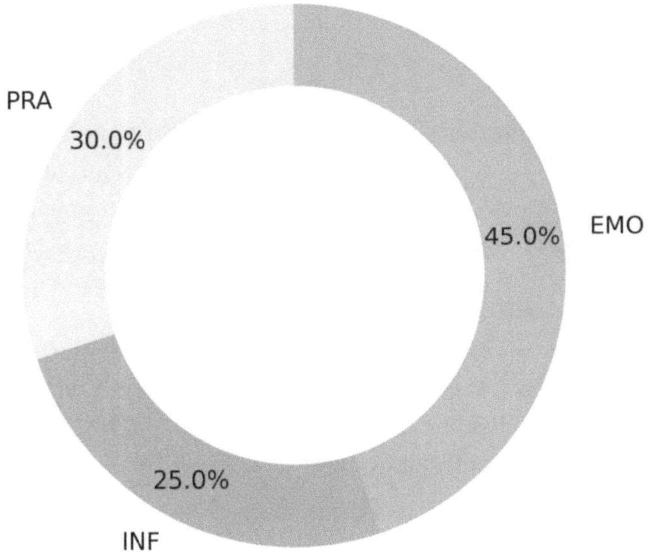

- EMO: Apoio Emocional (Encorajamento, empatia, compreensão)
- INF: Apoio Informacional (Fornecer recursos, conselhos, etc.)
- PRA: Apoio Prático (Ajudar nas tarefas domésticas, cuidar de crianças, etc.)

O apoio emocional representa a maior parte, destacando a importância da empatia e do encorajamento. O apoio prático, embora menor, desempenha um papel crucial na facilitação da tentativa de parar de fumar. O apoio informativo, embora presente, sugere potencial para aumentar a educação sobre recursos e estratégias para deixar de fumar. Uma abordagem equilibrada que englobe os três tipos de apoio provavelmente leva aos resultados mais bem-sucedidos.

Criar zonas livres de fumo

Criar zonas livres de fumo no próprio ambiente contribui significativamente para o sucesso da desintoxicação do tabaco. Ambientes onde fumar não é permitido ou é indesejado reduzem a tentação e fortalecem a motivação para permanecer abstêmio [s82]. Isso é especialmente verdadeiro para locais que anteriormente estavam associados ao fumo, como a própria varanda, o carro ou certos encontros sociais. A criação de tais zonas pode ser realizada por meio de acordos claros com membros da família, amigos e colegas. Por exemplo, horários de refeições em conjunto ou noites de jogos podem ser explicitamente organizados como livres de fumo, a fim de estabelecer novos rituais positivos. Além disso, a separação espacial de locais onde se fuma diminui a probabilidade de ceder à pressão do grupo ou de voltar a velhos hábitos [s83]. O ato de fumar é, assim, cada vez mais percebido como uma ação isolada e perde seu significado social. Além do ambiente privado, a configuração de áreas públicas também é relevante. Proibições de fumar em restaurantes, locais de trabalho ou transportes públicos não apenas reduzem os riscos à saúde causados pelo fumo passivo, mas também contribuem para a desintoxicação, limitando as oportunidades de fumar [s82]. A implementação consistente dessas proibições, juntamente com campanhas de conscientização, pode reduzir ainda mais a aceitação social do fumo [s84]. Isso afeta especialmente os jovens, que, em um ambiente livre de fumo, estão menos expostos à pressão social para o consumo de tabaco [s85]. A percepção e utilização consciente de zonas livres de fumo no cotidiano, portanto, apoia o processo de desintoxicação e promove, a longo prazo, uma vida mais saudável. Comparável à evitação de bebidas açucaradas ao emagrecer, evitar ambientes de fumos ajuda a prevenir recaídas.

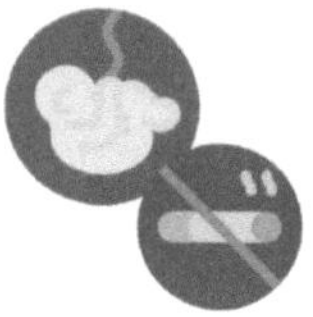

Bom saber

Abstêmio

Livre do consumo de tabaco. Um estilo de vida abstêmio no ambiente social pode ser fortalecido pelo apoio de amigos e familiares, que oferecem reforço positivo para comportamentos livres de tabaco.

Fumo passivo

Fumaça de tabaco que é inalada por outros fumantes. Zonas livres de fumo protegem não apenas o desintoxicador, mas também seu entorno dos perigos do fumo passivo.

Pressão do grupo

A pressão para fumar em grupo, mesmo quando se deseja parar. Isso pode ser reduzido por meio de comunicação aberta com amigos sobre o desejo de parar de fumar.

Impacto dos Ambientes Sem Fumo no Sucesso do Abandono do Fumo

Taxas de sucesso relativas com base nas mudanças de ambiente

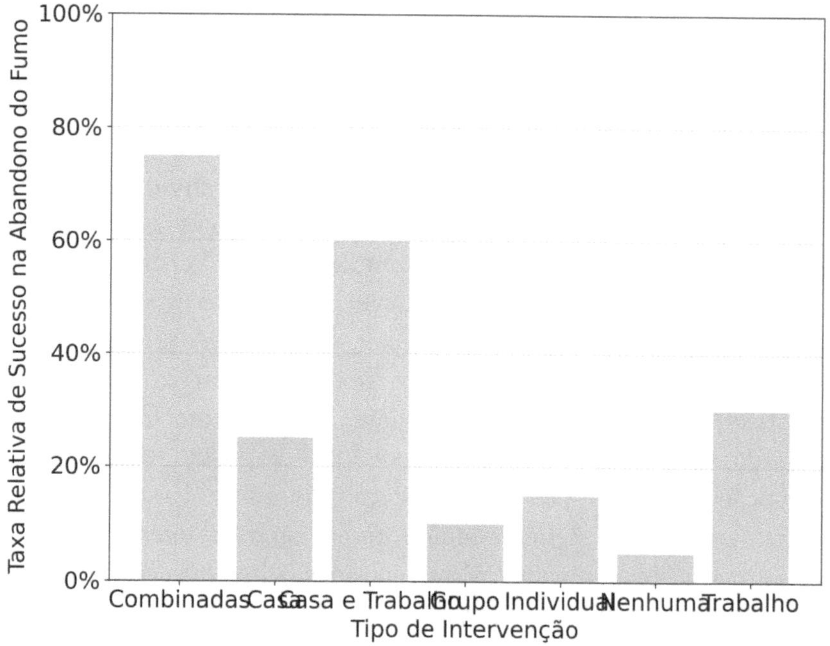

Casa: Casa Sem Fumo

Casa e Trabalho: Casa e Local de Trabalho Sem Fumo

Combinadas: Todas as Intervenções Combinadas

Grupo: Grupo de Apoio

Individual: Apenas Aconselhamento

Nenhuma: Sem Intervenção

Trabalho: Local de Trabalho Sem Fumo

A implementação de políticas abrangentes de ambientes sem fumo em casa e no local de trabalho aumenta significativamente as taxas de sucesso do abandono do fumo. Embora o aconselhamento individual e os grupos de apoio ofereçam benefícios, sua eficácia é amplificada quando combinados com ambientes sem fumo. Isso sugere que a redução da exposição a dicas de fumo e pressões sociais é crucial para o sucesso do abandono do fumo.

Dinâmica de grupo utilizar

A dinâmica de grupo pode tanto promover quanto dificultar a interrupção do fumo. Relações positivas e um ambiente de apoio aumentam a probabilidade de uma desintoxicação bem-sucedida [s86]. A inclusão do ambiente social, especialmente da família e amigos, oferece fortalecimento emocional e ajuda prática. Assim, os familiares podem, por exemplo, criar zonas livres de fumo na casa ou experimentar novas atividades de lazer juntos. É importante a participação ativa do ambiente na mudança de comportamento, seja por meio de encorajamento, distração ou pela criação de um ambiente livre de tabaco [s87]. Ao mesmo tempo, é necessário minimizar influências grupais negativas. A pressão para "ter que" fumar em determinados grupos pode dificultar a interrupção do fumo [s88]. Conflitos com não-fumantes no ambiente imediato, como dentro da família, geram estresse adicional e podem comprometer a interrupção do fumo [s88]. A aceitação do fumo varia conforme o contexto social. Em alguns círculos, fumar ainda é tolerado, enquanto em outros é desaprovado. Essas normas diferentes influenciam a motivação e a persistência na interrupção do fumo.

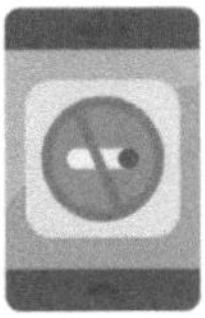

Portanto, uma avaliação realista do próprio ambiente social é importante. Fumantes devem buscar apoio de pessoas que possam acompanhar positivamente sua interrupção do fumo e evitar situações que aumentem a tentação de fumar. Assim como uma trilha bem planejada evita desvios, o caminho para a liberdade do fumo deve ser o mais livre possível de obstáculos sociais. A conscientização na formação do ambiente social aumenta a chance de uma interrupção duradoura do fumo. [s89]

Influência do Tamanho do Grupo no Sucesso para Parar de Fumar

Correlação entre o tamanho do grupo e a taxa de sucesso para parar de fumar.

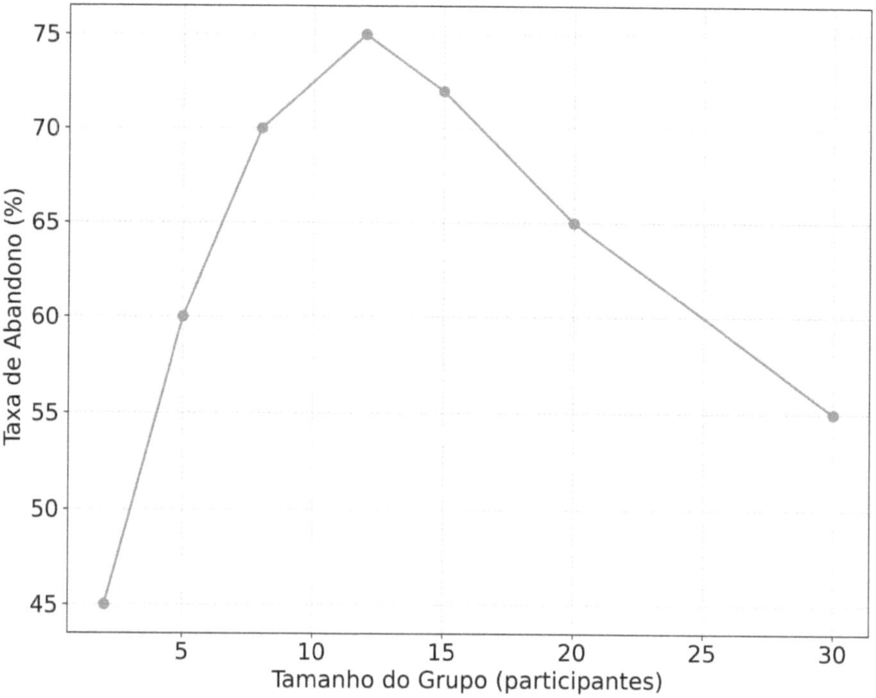

Este gráfico sugere um tamanho ideal de grupo para programas de cessação do tabagismo. Embora grupos pequenos ofereçam suporte personalizado, grupos maiores podem promover um senso de comunidade e experiência compartilhada, levando ao aumento das taxas de abandono até certo ponto. No entanto, grupos excessivamente grandes podem diluir a atenção individual e reduzir a eficácia. Os dados destacam a importância de encontrar o equilíbrio certo para o tamanho do grupo a fim de maximizar o sucesso do abandono.

Conselhos concretos

- Combine com amigos e familiares horários fixos para atividades em conjunto que excluam o fumo, como uma noite de jogos ou uma ida ao cinema.
- Peça ao seu círculo social que o abordem ativamente se você parecer voltar a antigos padrões de comportamento.
- Troque experiências com não fumantes em seu entorno sobre suas estratégias de enfrentamento do estresse e deixe-se inspirar.
- Organize uma noite de culinária com amigos e experimente novas receitas saudáveis que o ajudem a esquecer o fumo.
- Visite com seu parceiro ou amigos lugares que lhe transmitam sentimentos positivos e que você associe à sua liberdade do fumo.
- Explique ao seu entorno por que parar de fumar é importante para você e como eles podem apoiá-lo.
- Participe de atividades em conjunto com não fumantes para fazer novos contatos sociais e ampliar seu círculo.

3. 3 Adaptação do estilo de vida

O dia a dia após a cessação do tabagismo apresenta novos desafios e oportunidades. O ganho de peso, as oscilações de humor e a gestão de velhos hábitos são problemas comuns. Mudanças no estilo de vida, como uma alimentação adequada e a prática de exercícios, oferecem estratégias eficazes para lidar com essas questões e melhorar a saúde de forma sustentável. Continue lendo e descubra como tornar seu dia a dia livre de fumaça e saudável.

Uma cessação do tabagismo bem-sucedida é claramente apoiada pela combinação de várias mudanças no estilo de vida, como uma alimentação saudável e exercícios regulares.

Mudança na alimentação

Uma mudança na alimentação pode apoiar a cessação do tabagismo e ter efeitos positivos na saúde [s90]. A integração de aconselhamento nutricional em programas de cessação do tabagismo pode melhorar o consumo de frutas, vegetais e cereais matinais [s90]. Embora o ganho de peso após a cessação do tabagismo seja comum, mudanças sustentáveis na alimentação podem ajudar a controlá-lo. O apoio de consultores e grupos pode ajudar os participantes a abandonar o tabaco e gerenciar seu peso [s90]. Consultores especialmente treinados facilitam a integração do aconselhamento nutricional em programas existentes. Uma mudança na alimentação no contexto da cessação do tabagismo deve focar em alimentos integrais e ricos em nutrientes. Uma dieta vegetariana com um teor de gordura de cerca de 10% pode, em combinação com exercícios, gerenciamento de estresse e apoio psicossocial, contribuir para a regressão da arteriosclerose coronariana [s91]. Isso demonstra o quão forte é a influência da alimentação na saúde cardiovascular. Uma dieta rica em frutas, vegetais, peixes, carnes magras e laticínios com baixo teor de gordura reduz a pressão arterial e o risco de doenças cardiovasculares [s92]. Grãos integrais, nozes e gorduras saudáveis também ajudam a diminuir o risco de eventos cardiovasculares. O consumo regular de nozes como lanche em vez de doces açucarados pode ser uma mudança simples, mas eficaz. Assim, uma mudança na

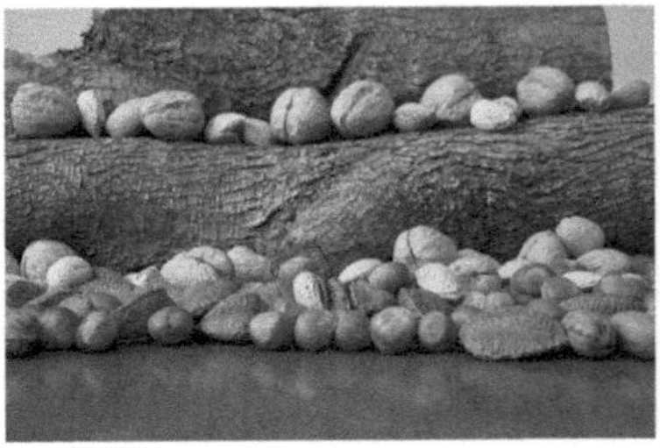

Nozes [i13]

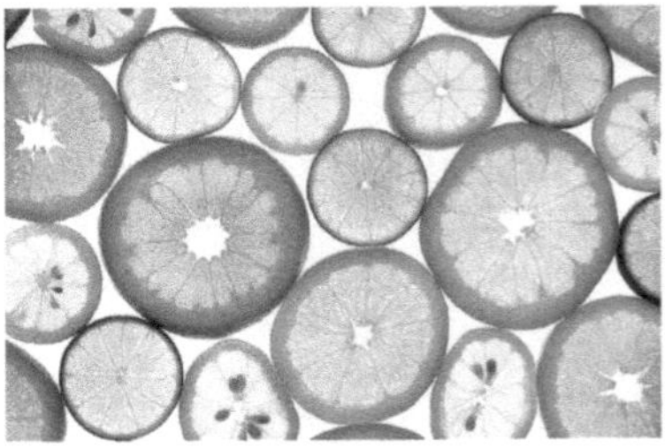

Fruta [i14]

alimentação pode não apenas promover a saúde geral, mas também reduzir o risco de doenças secundárias favorecidas pelo tabagismo. Dietas como a mediterrânea ou a DASH, ricas em frutas, vegetais, peixes e grãos integrais, reduzem o risco de diabetes tipo 2 e doenças cardíacas [s93].

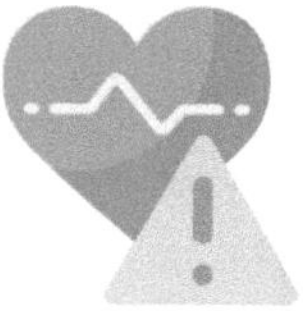

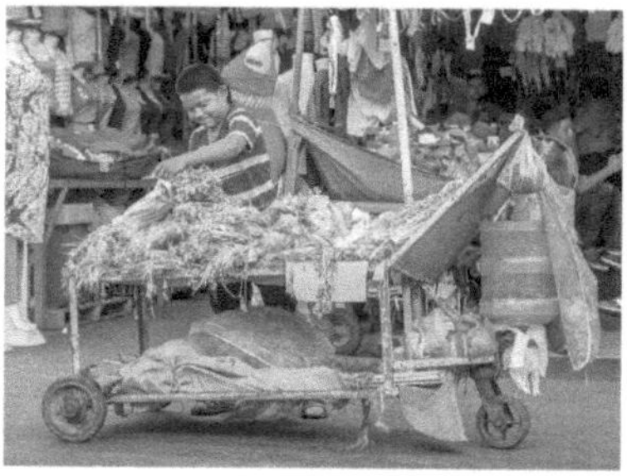

Legumes [i15]

Bom saber

Aconselhamento nutricional

Um aconselhamento nutricional pode ajudar a desenvolver hábitos alimentares saudáveis que reduzem o desejo por cigarros e previnem o ganho de peso após a interrupção do tabagismo.

DASH

A dieta DASH (Dietary Approaches to Stop Hypertension) é um plano alimentar desenvolvido para reduzir a pressão arterial. É rica em frutas, vegetais, grãos integrais e laticínios com baixo teor de gordura, e pobre em sódio, ácidos graxos saturados e açúcar. Pode ajudar a mitigar os efeitos negativos do tabagismo sobre a pressão arterial.

Dieta vegetariana

Uma dieta vegetariana pode ajudar o corpo na desintoxicação e reduzir o risco de doenças causadas pelo tabagismo. Ela fornece nutrientes importantes e pode aumentar o bem-estar geral.

Saúde cardiovascular

A saúde cardiovascular se beneficia enormemente de uma alimentação saudável e da ausência de fumo. Uma dieta equilibrada pode apoiar a regeneração do sistema cardiovascular após a interrupção do tabagismo.

Novos hábitos alimentares após parar de fumar

Distribuição de novos hábitos alimentares adotados após parar de fumar.

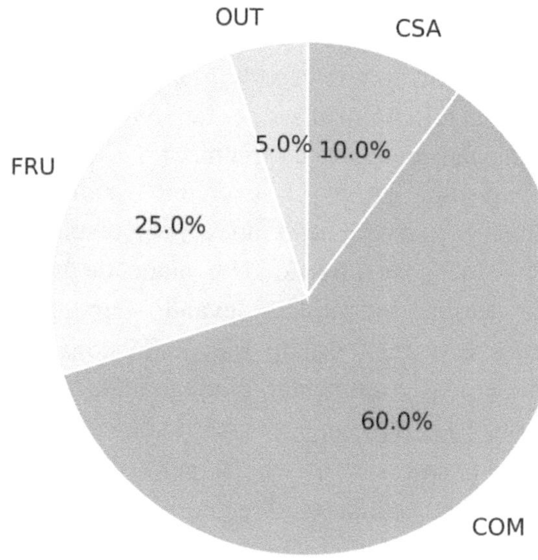

COM: Alimentação mais saudável (refeições balanceadas, comida caseira)

CSA: Aumento do consumo de lanches (doces, salgadinhos)

FRU: Aumento do consumo de frutas e vegetais

OUT: Outras mudanças na dieta

A maior parte dos indivíduos adotou hábitos alimentares mais saudáveis, indicando uma mudança positiva em direção a um bem-estar geral melhor. O aumento do consumo de frutas e vegetais sugere um foco em alimentos ricos em nutrientes. Embora alguns indivíduos tenham recorrido a lanches, a proporção relativamente pequena sugere que não é a tendência dominante. Esses dados destacam as diversas maneiras pelas quais as pessoas ajustam suas dietas depois de parar de fumar, com uma ênfase clara em escolhas mais saudáveis.

Estabelecer rotinas de exercícios

A atividade física oferece uma variedade de benefícios durante e após a cessação do tabagismo. Ela pode não apenas ajudar a controlar o peso – um aspecto comum que preocupa ex-fumantes –, mas também elevar o humor e reduzir o estresse. Especialmente em fases de desintoxicação, onde a inquietação e a irritabilidade podem ocorrer, o esporte atua como um equilibrador e melhora o bem-estar geral. Além disso, o treinamento regular fortalece o sistema cardiovascular e a função pulmonar, áreas frequentemente afetadas pelo tabagismo. [s94] O exercício também promove a circulação sanguínea e a oxigenação do corpo, resultando em maior energia e capacidade de concentração. Um plano de treinamento deve ser elaborado de forma individual, levando em consideração as preferências pessoais e o atual estado físico. É aconselhável começar com atividades moderadas e aumentar gradualmente a intensidade e a duração das sessões de treinamento. Atividades como caminhadas rápidas, natação ou ciclismo são adequadas para iniciantes e podem ser facilmente integradas ao cotidiano. A regularidade é fundamental. Em vez de treinar intensamente em um dia e depois pausar por vários dias, sessões de exercício mais curtas, mas mais frequentes, são mais eficazes. Apenas 30 minutos de atividade moderada na maioria dos dias da semana podem gerar efeitos positivos. [s94] A integração do exercício na rotina diária pode ser facilitada por compromissos fixos no calendário, a busca por um parceiro de treino ou a participação em um curso esportivo. Rotinas de exercícios bem estabelecidas não apenas contribuem para o sucesso da cessação do tabagismo, mas também promovem de forma sustentável a saúde e o bem-estar geral.

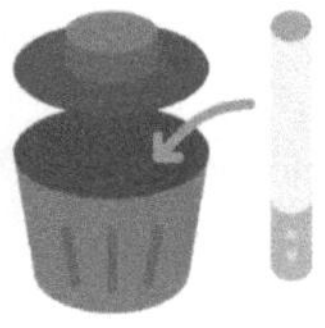

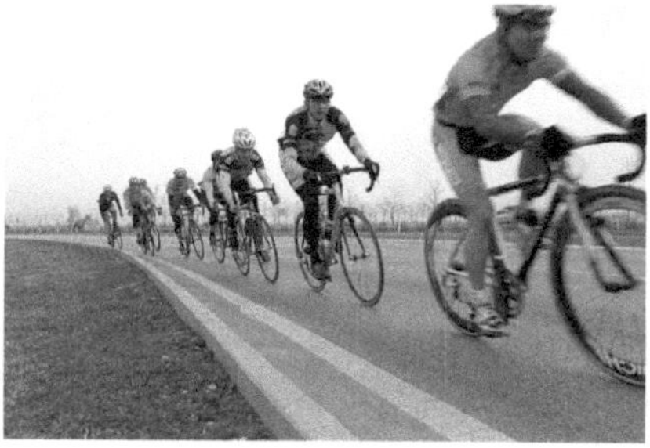

Ciclismo [i16]

Bom saber

Rotinas de exercícios

Atividades físicas regulares que são integradas ao cotidiano. As rotinas de exercícios ajudam a reduzir o estresse causado pela abstinência de nicotina e a diminuir o desejo por cigarros, apoiando assim a cessação do tabagismo.

Estado físico

A condição física de uma pessoa, que influencia sua capacidade para atividades esportivas. Ao ajustar o estilo de vida no contexto da cessação do tabagismo, é importante considerar o estado físico atual para evitar sobrecarga e manter a motivação.

Ex-fumante

Pessoas que fumaram anteriormente e agora tentam viver sem tabaco. Uma mudança de estilo de vida é frequentemente necessária para permanecer livre do tabaco a longo prazo.

Sessões de treinamento

Unidades de exercício individuais que fazem parte de um plano de treinamento. A duração e a intensidade das sessões de treinamento devem ser ajustadas gradualmente ao longo da mudança de estilo de vida, para não sobrecarregar o corpo e apoiar a cessação do tabagismo.

Escolhas populares de exercícios para mudança de estilo de vida

Frequência de exercícios durante a cessação do tabagismo

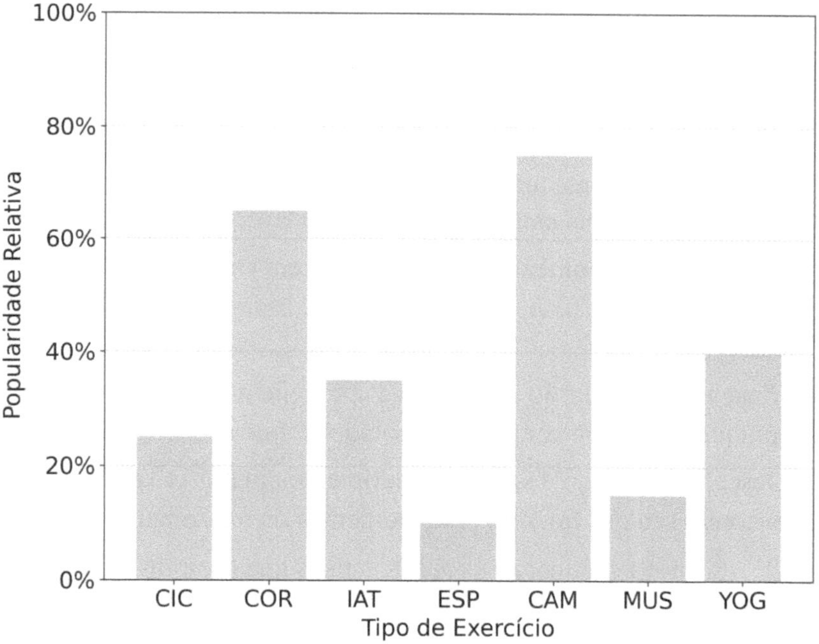

CAM: Caminhada

COR: Corrida

IAT: Natação

YOG: Ioga

CIC: Ciclismo

ESP: Esportes Coletivos

MUS: Musculação

Caminhada e corrida são os exercícios mais frequentemente escolhidos, provavelmente devido à sua acessibilidade e facilidade de integração nas rotinas diárias. Ioga e natação mostram popularidade moderada, talvez apelando para aqueles que procuram redução do estresse ou atividades de baixo impacto. Esportes coletivos e musculação são menos comuns, possivelmente refletindo restrições de tempo ou uma preferência por exercícios individuais durante este período de mudança. Incentivar a participação em uma variedade de atividades pode apoiar ainda mais os indivíduos em sua jornada para parar de fumar.

Conselhos concretos

- Descubra a variedade de bebidas não alcoólicas e crie seus coquetéis favoritos sem álcool.
- Monte um cantinho aconchegante para leitura e mergulhe em histórias emocionantes, em vez de recorrer ao cigarro.
- Aprenda um novo ofício, como cerâmica ou tricô, para manter suas mãos ocupadas e ser criativo ao mesmo tempo.
- Visite regularmente uma feira livre e deixe-se inspirar por produtos frescos e regionais para novos pratos saudáveis.
- Integre breves momentos de movimento em sua rotina de trabalho: levante-se ao telefone ou faça uma caminhada durante o intervalo do almoço.
- Planeje uma excursão à natureza e aproveite o ar fresco e a tranquilidade para combater a vontade de fumar.
- Descubra o mundo dos chás: experimente diferentes variedades e encontre seu chá favorito para momentos de relaxamento.
- Dê uma nova destinação a roupas antigas que cheiram a fumaça: recicle-as ou doe-as.
- Crie um novo ritual noturno: desfrute de um banho relaxante com óleos essenciais ou ouça música suave.
- Aprenda um novo idioma ou faça um curso online para promover sua saúde mental e estabelecer novas metas.
- Engaje-se em trabalho voluntário e ajude outras pessoas: isso fortalece sua autoestima e desvia a atenção da vontade de fumar.
- Celebre suas semanas e meses sem fumar com uma experiência especial que você desejou por muito tempo.
- Deixe-se inspirar pelos sucessos de outros e troque experiências com pessoas que também vivem sem fumar.

Revisão - 3. Livre do fumo no dia a dia

O caminho para a liberdade do fumo é uma jornada pessoal que requer determinação e a estratégia certa. O estresse, muitas vezes uma razão aparente para fumar, pode ser gerenciado de forma mais eficaz por meio de métodos alternativos. Em vez de recorrer ao cigarro, você pode aprender técnicas de relaxamento, como respiração profunda ou exercícios de mindfulness, para encontrar calma em momentos estressantes. A atividade física, seja uma caminhada no parque ou uma breve sessão de yoga, reduz hormônios do estresse e libera hormônios da felicidade. A terapia cognitivo-comportamental também oferece ferramentas para reconhecer e modificar padrões de pensamento negativos que levam ao fumo. Você aprenderá a identificar seus gatilhos pessoais de estresse e a desenvolver soluções construtivas.

Além da gestão do estresse, o desenvolvimento de comportamentos substitutivos desempenha um papel crucial. Analise seu comportamento de fumar e descubra em quais situações você normalmente recorre ao cigarro. Esses momentos oferecem a oportunidade de estabelecer novos hábitos saudáveis. Um doce sem açúcar pode substituir o cigarro após as refeições, enquanto uma breve caminhada ao ar livre pode substituir a pausa para fumar no escritório. Utilize o tempo ganho para atividades que lhe tragam prazer e aumentem seu bem-estar, como um novo hobby ou mais tempo com amigos e familiares. A combinação de várias estratégias, como terapia de reposição de nicotina e intervenções comportamentais, aumenta ainda mais suas chances de sucesso.

É especialmente importante reconhecer e lidar com situações de risco que podem favorecer uma recaída. Reflita sobre suas vulnerabilidades pessoais e desenvolva planos de ação concretos. Em ambientes onde a pressão social para fumar pode ser alta, por exemplo, é útil conversar previamente com amigos e familiares sobre sua decisão de parar de fumar e pedir seu apoio. Recompense-se por períodos sem fumar para fortalecer sua motivação. Visualize os benefícios de uma vida sem fumo e lembre-se, em momentos desafiadores, de suas razões para a desintoxicação.

Um ambiente social de apoio, especialmente a família, é um valioso companheiro em sua jornada para a liberdade do fumo. A comunicação aberta sobre suas necessidades e desafios facilita o apoio de seus entes queridos. Peça a eles, por exemplo, que não guardem cigarros na casa e que estabeleçam zonas livres de fumo com você. A troca com outros fumantes e ex-fumantes em grupos de autoajuda pode lhe dar força e motivação adicionais. Não hesite em buscar ajuda profissional. Consultas de nutrição e terapia de movimento podem ajudá-lo a mudar seu estilo de vida de forma positiva e fortalecer sua saúde de maneira sustentável. O caminho para a liberdade do fumo pode trazer desafios, mas com a estratégia certa e apoio, você alcançará seu objetivo e conquistará uma vida mais saudável e plena.

4. Aspectos específicos de gênero

Por que algumas pessoas acham mais fácil do que outras parar de fumar? A resposta muitas vezes está mais profunda do que a pura força de vontade - está muito relacionada ao sexo biológico e social. Mulheres e homens diferem não apenas em seus hábitos de fumar, mas também em suas motivações e chances de sucesso ao parar. Embora a dependência de nicotina tenha fundamentos bioquímicos semelhantes para todas as pessoas, fatores específicos de gênero desempenham um papel crucial na escolha da estratégia de cessação ideal. Este capítulo ilumina as diferenças essenciais e mostra como elas influenciam o caminho para uma vida sem fumo.

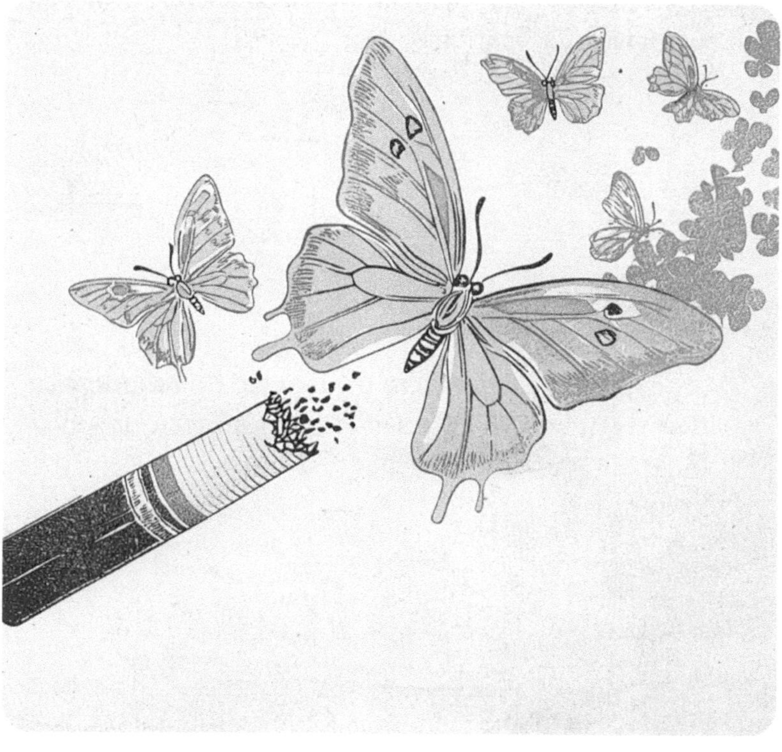

4. 1 Particularidades nas mulheres

A cessação do tabagismo para mulheres é frequentemente diferente da dos homens devido a influências hormonais e fatores psicossociais. As flutuações hormonais, especialmente em relação ao estrogênio e à progesterona, afetam o desejo por nicotina e podem alterar a eficácia das estratégias de cessação. Além disso, o medo do ganho de peso e a necessidade de apoio emocional desempenham um papel importante. Essas particularidades exigem estratégias adaptadas para uma cessação do tabaco bem-sucedida. A consideração dos fatores hormonais e psicológicos permite superar barreiras individuais e melhorar significativamente as chances de sucesso. Continue lendo para entender os desafios e oportunidades específicos da cessação do tabagismo para mulheres e encontrar seu caminho para uma vida sem fumo.

O ciclo feminino influencia a cessação do tabagismo, a fase lútea tardia (nível elevado de progesterona) pode facilitar a desintoxicação.

Influências hormonais

As flutuações hormonais influenciam significativamente a interrupção do tabagismo em mulheres. O corpo feminino processa a nicotina mais rapidamente do que o masculino, especialmente durante a ingestão simultânea de contraceptivos hormonais [s95] [s96] [s97]. Esse metabolismo mais rápido pode reduzir a eficácia das terapias de reposição de nicotina e aumentar o desejo por cigarros [s96]. Os níveis de estrogênio parecem estar diretamente relacionados ao desejo e à recompensa proporcionados pela nicotina [s96]. Portanto, em fases de aumento dos níveis de estrogênio, como durante certas fases menstruais, o desejo por nicotina pode ser particularmente forte [s98]. O progesterona, por outro lado, parece ter um efeito inibidor sobre o desejo de fumar [s98]. Aqueles que planejam parar de fumar devem considerar essas flutuações hormonais. Parar de fumar no final da fase lútea, quando os níveis de progesterona estão altos, pode facilitar a desintoxicação [s98]. Além disso, o medo de ganho de peso e as oscilações de humor, bem como a necessidade aumentada de apoio emocional, dificultam a desintoxicação para as mulheres [s96]. Além dos fatores fisiológicos, fatores sociais também podem desempenhar um papel. As mulheres enfrentam discriminação com mais frequência, o que pode impactar negativamente o humor e as habilidades cognitivas durante a desintoxicação [s99]. Esses fatores podem dificultar ainda mais a desintoxicação e devem ser considerados no planejamento e na execução.

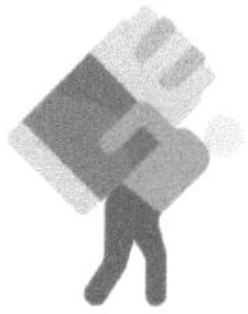

Bom saber

Contraceptivos hormonais

Contraceptivos hormonais, como a pílula, podem acelerar a degradação da nicotina no corpo, o que influencia o desejo de fumar e a dificuldade de parar.

Fase lútea

A fase lútea é a segunda metade do ciclo menstrual, durante a qual os níveis de progesterona estão elevados, o que pode facilitar a interrupção do tabagismo.

Progesterona

A progesterona, outro hormônio sexual feminino, pode, ao contrário do estrogênio, reduzir o desejo de fumar e, assim, influenciar positivamente a interrupção do tabagismo.

Terapia de reposição de nicotina

A terapia de reposição de nicotina utiliza produtos como adesivos ou gomas de nicotina para desintoxicar lentamente o corpo da nicotina. A eficácia pode ser afetada pela degradação mais rápida da nicotina em mulheres, especialmente em combinação com contraceptivos hormonais.

Influência Hormonal na Vontade

Correlação entre os níveis de estrogênio e a vontade de fumar durante o ciclo menstrual.

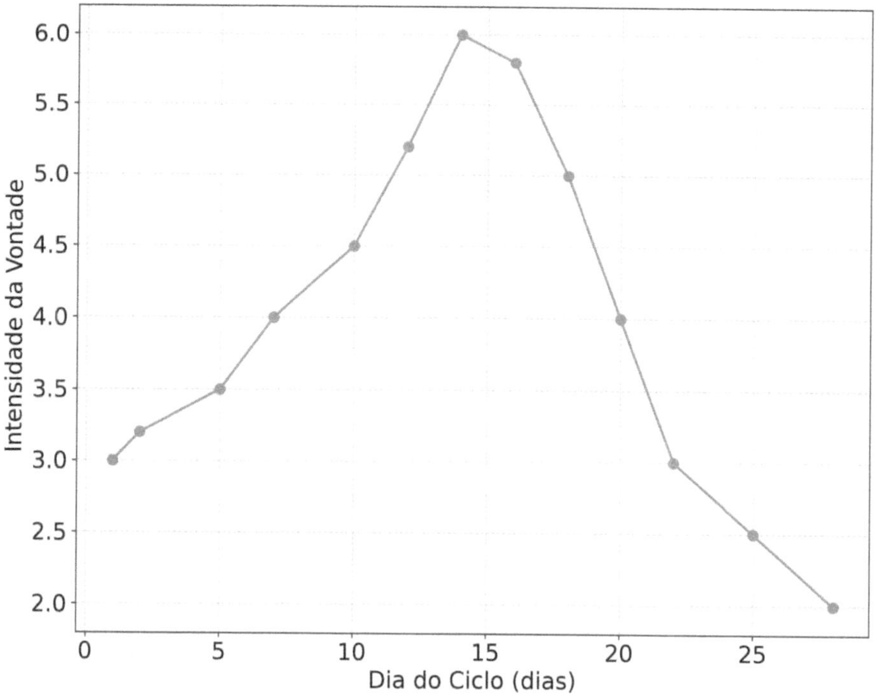

Este gráfico sugere um padrão cíclico na intensidade da vontade, potencialmente correlacionado com os níveis flutuantes de estrogênio. Os picos indicam períodos de maior vulnerabilidade à recaída, destacando a importância do apoio direcionado durante esses períodos. Os dados também sugerem que a vontade é geralmente menor durante a fase lútea (maior progesterona).

Controle de peso

O medo de ganhar peso é um grande obstáculo para muitas mulheres ao parar de fumar. De fato, até 75% das mulheres fumantes relatam que não desejam ganhar mais de 2,3 kg [s100]. Esse medo pode não apenas impedir o início da desintoxicação, mas também levar a recaídas [s100]. Estudos mostram que mulheres com preocupações sobre peso durante a fase de desintoxicação experimentam sintomas de abstinência mais intensos e recaem com mais frequência [s100]. Portanto, é importante integrar estratégias de controle de peso na cessação do tabagismo [s101]. A atividade física, como o yoga, pode ajudar a evitar o ganho de peso e melhorar a saúde mental, aumentando as chances de sucesso na desintoxicação do tabaco [s102]. Além disso, verhaltensinterventionen que visam uma alimentação saudável e mais movimento podem reduzir o ganho de peso sem comprometer a abstinência [s103]. Um plano alimentar estruturado com refeições regulares e atividade física suficiente pode minimizar o risco de ganho de peso. Especialmente mulheres com transtorno de compulsão alimentar e sobrepeso concomitante estão em risco de ganhar peso após parar de fumar [s104]. Para essas mulheres, uma terapia direcionada para o transtorno alimentar é aconselhável, a fim de aprender mecanismos alternativos de enfrentamento para o estresse e estabelecer hábitos alimentares regulares [s104].

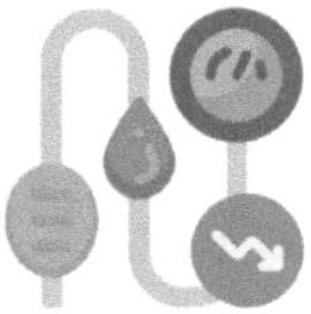

Situações de estresse, como a perda de um ente querido, podem intensificar tanto o comportamento alimentar quanto o desejo de fumar [s104]. A combinação da cessação do tabagismo com o tratamento de transtornos alimentares pode, portanto, apoiar o controle de peso e reduzir a probabilidade de recaídas [s104]. Intervenções que reduzem emoções negativas relacionadas ao peso e à imagem corporal podem ainda melhorar as chances de sucesso [s100].

Bom saber

Transtorno de Compulsão Alimentar

Transtorno alimentar caracterizado por episódios recorrentes de compulsão alimentar, nos quais grandes quantidades de alimentos são consumidas em um curto período de tempo. Esses episódios muitas vezes estão associados a uma sensação de perda de controle e podem desencadear sentimentos de vergonha e culpa. O transtorno de compulsão alimentar pode dificultar a cessação do tabagismo, uma vez que a comida pode servir como uma satisfação substitutiva para o cigarro.

Mudança de peso durante a cessação do tabagismo em mulheres

Desenvolvimento do IMC em mulheres durante a cessação do tabagismo, categorizado por mecanismos de enfrentamento.

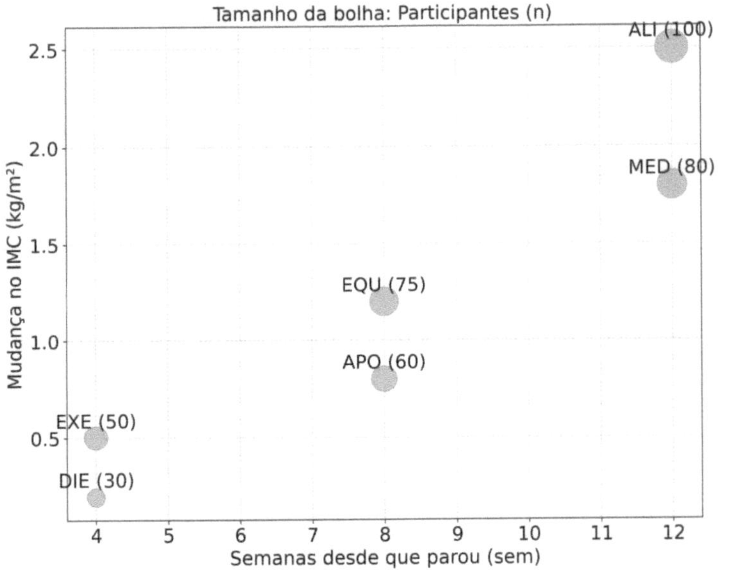

Blasengröße: Participantes (n)

ALI: Alimentação por estresse

DIE: Dieta e hábitos saudáveis

EXE: Foco em exercícios

APO: Grupos de apoio

EQU: Abordagem equilibrada

MED: Medicamento assistido

O gráfico indica uma tendência ao aumento do IMC durante a cessação do tabagismo. Mulheres que usam a alimentação por estresse como mecanismo de enfrentamento apresentam o maior aumento do IMC, enquanto aquelas que se concentram em exercícios e dietas saudáveis experimentam mudanças menores. Isso destaca a importância de incorporar escolhas de estilo de vida saudáveis durante o processo de parar de fumar para mitigar o possível ganho de peso.

Conselhos concretos

- Utilize as flutuações hormonais cíclicas a seu favor: planeje sua parada de fumar na segunda metade do ciclo, quando a progesterona ajuda a reduzir o desejo.
- Mime-se em fases de aumento do desejo de fumar com um banho relaxante com óleo de lavanda – isso acalma e reduz o estresse.
- Mantenha um diário do ciclo para reconhecer seus altos e baixos pessoais em relação ao desejo de fumar e agir de forma direcionada.
- Desenvolva estratégias individuais para cada fase do ciclo: movimento durante a TPM, relaxamento durante a menstruação.
- Converse abertamente com mulheres ao seu redor sobre os desafios hormonais ao parar de fumar e troque experiências.
- Aumente seu autocuidado na primeira metade do ciclo: permita-se dormir o suficiente, ter uma alimentação saudável e realizar atividades que tragam bem-estar.
- Aproveite o poder dos rituais femininos: crie um chá livre de tabaco com erva-dos-graças e mil-folhas, que o apoie na menopausa.
- Encontre uma mentora para parar de fumar que compreenda as particularidades hormonais das mulheres e a acompanhe de forma individual.
- Celebre seus dias sem fumar com um ritual que fortaleça sua feminilidade – um vestido novo, uma visita ao estúdio de beleza.
- Aposte no poder da comunidade: forme um círculo de apoio com outras mulheres e ajudem-se mutuamente.
- Desenvolva um mantra individual que enfatize sua força feminina e lhe dê coragem em momentos de desejo.

4. 2 Particularidades nos homens

Os homens frequentemente associam o ato de fumar à força e ao controle. Assim, a interrupção do fumo pode ser mal interpretada como uma perda dessas características, intensificando a pressão por desempenho. Ao mesmo tempo, as expectativas sociais e os estereótipos de gênero moldam o comportamento de fumar e dificultam a desintoxicação. O corpo reage à abstinência de nicotina com diversas mudanças, algumas das quais são desafiadoras. Este capítulo explora os aspectos de gênero da cessação do tabagismo entre os homens e abre caminho para uma vida livre de fumo e autodeterminada.

Os homens muitas vezes veem a interrupção do fumo como um desafio à sua masculinidade, uma vez que fumar é erroneamente associado à força e ao controle. A desintoxicação pode, portanto, estar relacionada à pressão e à sensação de perda de controle. É importante questionar essa imagem de gênero e enfatizar os efeitos positivos da interrupção do fumo na saúde e na autoestima.

Lidar com a pressão de desempenho

Muitos homens associam fumar ao sucesso, à força e ao controle. Portanto, parar de fumar pode ser interpretado como um sinal de fraqueza e perda de controle, o que intensifica a pressão de desempenho. [s105] Essa pressão pode se manifestar em várias áreas da vida: no trabalho, na família ou entre amigos. Para romper esse ciclo vicioso, é importante questionar a relação entre fumar e desempenho. O nicotina não melhora o desempenho, mas prejudica-o a longo prazo. Em vez disso, concentre-se nos reais benefícios de parar de fumar: mais energia, melhor condicionamento físico e uma autoestima elevada autoestima através da superação bem-sucedida do vício. Esses efeitos positivos fortalecem a autoconfiança e reduzem a pressão de se definir por meio dos cigarros. Uma estratégia para reduzir a pressão é estabelecer metas realistas. Em vez de buscar uma ruptura radical, reduções graduais do consumo de tabaco podem ajudar a vivenciar sucessos e aumentar a motivação. Um homem que fuma 20 cigarros por dia, por exemplo, poderia se propor a fumar apenas 15 na primeira semana, 10 na segunda semana e assim por diante. Esse método permite que o processo seja controlado e que experiências positivas sejam acumuladas, o que, por sua vez, diminui a pressão de desempenho. [s105] Além disso, pode ser útil encarar a

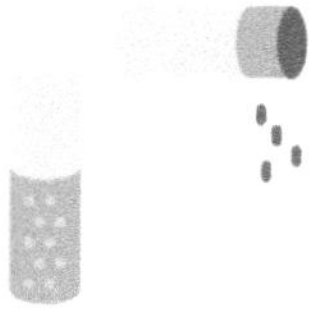

cessação do tabagismo como uma competição esportiva consigo mesmo. Documente seu progresso, recompense-se por marcos alcançados e analise retrocessos para aprender com eles. Assim, você transforma a pressão em um desafio positivo e fortalece sua autoeficácia. O apoio de amigos, familiares ou selbsthilfegruppen também pode aliviar a pressão e oferecer novas estratégias de enfrentamento. A comunicação aberta sobre suas dificuldades e sucessos alivia e fortalece o sentimento de comunidade. É importante encontrar a estratégia que funcione para você e não se deixar desanimar por retrocessos. Cada passo em direção à liberdade do tabaco é um sucesso e contribui para superar a pressão de desempenho a longo prazo e levar uma vida mais saudável e autônoma.

Bom saber

Autoestima

A autoestima descreve a própria avaliação da personalidade e do próprio valor. Uma baixa autoestima pode dificultar a cessação do tabagismo em homens, pois fumar é erroneamente utilizado como um meio de autoafirmação e enfrentamento do estresse. O sucesso na superação do vício pode fortalecer a autoestima de forma duradoura.

Nicotina

A nicotina é uma substância viciante do tabaco que ativa o sistema de recompensa no cérebro, levando à dependência. Nos homens, a falta de dopamina causada pela abstinência da nicotina pode resultar em sintomas de abstinência aumentados, como irritabilidade, dificuldades de concentração e aumento do apetite.

Lidando com a Pressão Durante a Cessação do Tabagismo: Estratégias dos Homens

Comparação dos mecanismos de enfrentamento empregados por homens durante a cessação do tabagismo.

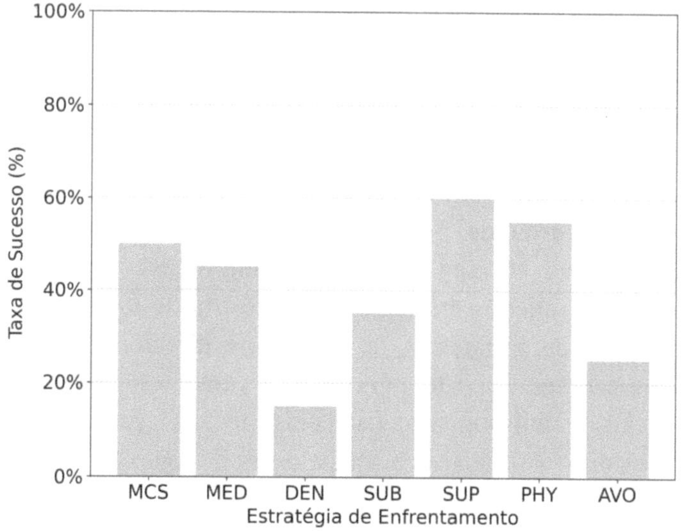

AVO: Evitamento (por exemplo, evitar gatilhos)

DEN: Negação/Minimização

MCS: Mindfulness/Habilidades de Enfrentamento

MED: Medicação (por exemplo, TRN)

PHY: Atividade Física

SUB: Substituição (por exemplo, vaping)

SUP: Grupos de Apoio

Este gráfico destaca a eficácia variável das diferentes estratégias de enfrentamento que os homens empregam ao parar de fumar. A evitação e a negação parecem menos eficazes em comparação com estratégias mais proativas. Buscar apoio e praticar atividades físicas correlacionam-se com maiores taxas de sucesso, sugerindo que abordar ativamente o desafio, em vez de suprimi-lo, leva a melhores resultados. Isso enfatiza a importância de recomendar e fornecer recursos para esses mecanismos de enfrentamento mais eficazes em programas de cessação.

Expectativas sociais

Expectativas sociais influenciam fortemente o comportamento de fumar dos homens e podem dificultar a cessação do tabaco. Normas sociais e imagens de gênero frequentemente moldam a percepção de masculinidade, onde fumar é, por vezes, associado a atributos como força, independência ou estilo [s106]. Essas associações podem levar os homens a atribuir um valor social ao consumo de tabaco e utilizá-lo como meio de integração em determinados grupos ou para a afirmação de sua identidade. Parar de fumar pode ser percebido, nesse contexto, como uma ruptura com essas normas e uma perda de pertencimento social. Um homem que é o único não fumante em seu círculo de amigos, por exemplo, pode se sentir excluído ou menos masculino. A indústria do tabaco reforça essas ideias por meio de estratégias de marketing direcionadas, que apelam aos homens em seu suposto papel como fumantes. Para superar essa pressão social, é útil tomar consciência de suas próprias motivações para o consumo de tabaco e questionar a conexão entre fumar e aceitação social. A compreensão de que a própria identidade não depende do consumo de tabaco e a busca por estratégias alternativas de interação social, como participar de atividades esportivas ou cultivar outros hobbies, podem apoiar o processo de cessação. Além disso, a troca de experiências com outros homens que pararam de fumar com sucesso pode demonstrar que a liberdade do tabaco e a masculinidade não se excluem. O desenvolvimento de uma nova imagem de si, que prioriza saúde e bem-estar, fortalece a motivação e a autoconfiança em situações sociais onde fumar está presente. As diferenças no consumo de tabaco entre homens e mulheres são culturalmente determinadas e variam globalmente [s106]. Em algumas culturas, fumar entre homens é significativamente mais comum do que entre mulheres, o que aumenta ainda mais a pressão social sobre os fumantes masculinos. Compreender essas diferenças culturais e lidar com as expectativas associadas pode ajudar a

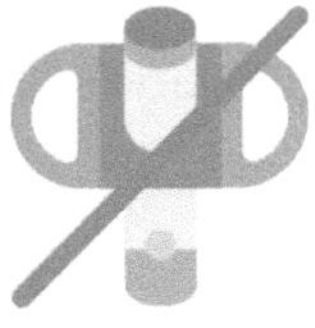

desenvolver estratégias individuais para enfrentar a pressão social e implementar com sucesso a cessação do tabaco.

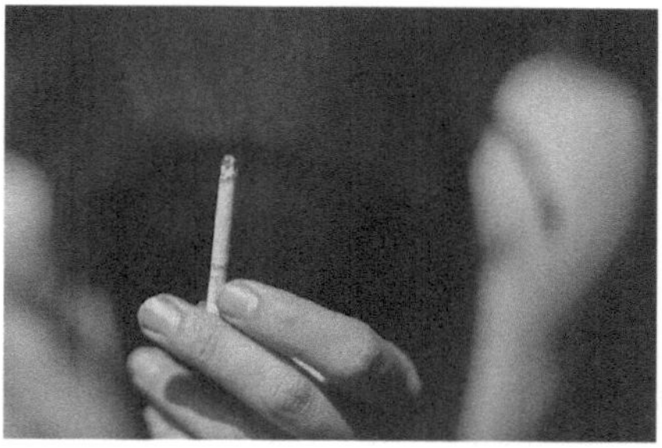

Autoimagem [i17]

Estratégias de marketing

A indústria do tabaco utiliza estratégias de marketing específicas direcionadas aos homens para promover o consumo de tabaco. Essas estratégias apelam para concepções tradicionais de masculinidade e associam fumar a características como força, independência e sucesso. Campanhas desse tipo podem dificultar ainda mais a cessação do tabaco entre os homens, pois abordam normas sociais e imagens de gênero profundamente enraizadas.

Imagem de si

A imagem de si de um homem pode estar intimamente ligada ao seu comportamento de fumar. Fumar é, por vezes, visto como uma expressão de masculinidade, rebeldia ou individualidade. A cessação do tabaco, portanto, muitas vezes requer uma redefinição da imagem de si, onde saúde e bem-estar são priorizados. O desenvolvimento de uma percepção corporal positiva e novos hábitos pode apoiar esse processo.

Imagens de gênero

Imagens de gênero tradicionais podem influenciar o consumo de tabaco entre os homens. A expectativa de que os homens sejam fortes, independentes e insensíveis pode levar a que eles utilizem o fumar como um mecanismo de enfrentamento para o estresse e emoções. No contexto da cessação do tabaco, é importante questionar essas imagens de gênero e desenvolver estratégias alternativas e saudáveis para lidar com o estresse.

Influências Sociais na Cessação do Tabagismo em Homens

Desagregação dos fatores sociais que afetam homens que param de fumar.

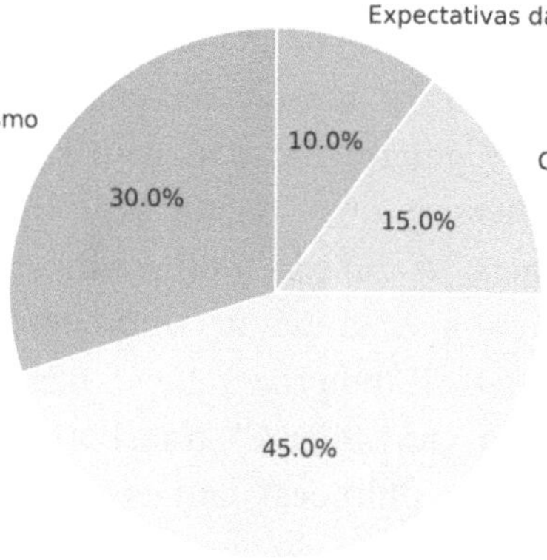

FAM: Expectativas da Família

MAS: Masculinidade Percebida e Tabagismo

PEER: Influência dos Colegas e Normas Sociais

WRK: Cultura do Local de Trabalho

Este gráfico destaca a influência significativa de fatores sociais nas jornadas de cessação do tabagismo em homens. A pressão dos colegas e as normas sociais parecem desempenhar um papel substancial, sugerindo que intervenções direcionadas a essas áreas podem ser benéficas. Embora a cultura do local de trabalho também contribua, seu impacto parece menos pronunciado em comparação com os círculos sociais mais amplos e a masculinidade percebida. Abordar a pressão internalizada que os homens podem sentir para se conformar a certos ideais masculinos, particularmente em relação ao fumo, é crucial para o sucesso dos programas de cessação.

Mudanças físicas

Com a interrupção do fumo, diversas mudanças físicas ocorrem, que podem incluir aspectos tanto positivos quanto temporariamente desagradáveis. Apenas 20 minutos após o último cigarro, a pulsação e a pressão arterial diminuem. Dentro das próximas 12 horas, o nível de kohlenmonoxid no sangue se normaliza, melhorando a oxigenação do corpo. Isso impacta positivamente, entre outras coisas, na capacidade física. Um homem que pratica esportes regularmente pode notar, após parar de fumar, um aumento na resistência e uma recuperação mais rápida. Nos dois a nove meses seguintes, a função pulmonar e a circulação sanguínea melhoram, a tosse e a falta de ar diminuem. O corpo se regenera progressivamente, os flimmerhaerchen nas vias respiratórias se recuperam e podem novamente transportar eficazmente muco e substâncias nocivas dos pulmões. Um efeito positivo que leva a uma saúde respiratória significativamente melhorada. No decorrer do primeiro ano após a interrupção do tabaco, o risco de doenças coronarianas e infarto do miocárdio é reduzido à metade em comparação a um fumante. Após cinco a 15 anos, o risco de acidente vascular cerebral se iguala ao de um não fumante. Após dez anos, o risco de câncer de pulmão é reduzido em cerca de 50%, e o risco de câncer na cavidade oral, faringe, esôfago, bexiga, rim e pâncreas também diminui significativamente. Após 15 anos sem cigarro, o risco de doenças coronarianas é equivalente ao de uma pessoa que nunca fumou.

Além desses benefícios à saúde a longo prazo, nas primeiras semanas após a interrupção do fumo, alguns sintomas físicos podem ocorrer. Estes incluem, entre outros:

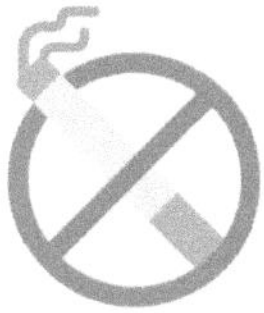

- aumento do apetite e desejos intensos
- ganho de peso
- constipação
- distúrbios do sono
- dificuldades de concentração
- irritabilidade aumentada

Esses sintomas são geralmente temporários e costumam desaparecer dentro de algumas semanas. Eles são um sinal de que o corpo está se livrando dos efeitos da nikotins e restaurando suas funções normais. Para controlar o aumento do apetite e um possível ganho de peso, é aconselhável uma dieta equilibrada com muitas frutas e vegetais. Exercícios regulares não apenas distraem do desejo por cigarros, mas também ajudam no controle do peso e promovem o bem-estar geral. Dormir o suficiente e técnicas de relaxamento, como yoga ou meditação, podem ajudar com distúrbios do sono e irritabilidade. Se os sintomas de abstinência forem intensos ou persistirem por um longo período, é recomendável buscar orientação médica. Existem várias maneiras de aliviar esses sintomas e ter sucesso na interrupção do fumo. As mudanças físicas positivas que acompanham a interrupção do fumo superam claramente os desconfortos temporários e contribuem significativamente para uma vida mais saudável e longa.

Bom saber

Doença Coronária

As doenças coronárias surgem devido ao estreitamento das artérias coronárias, que fornecem sangue ao músculo cardíaco. Fumar é um importante fator de risco para essa condição. A interrupção do fumo pode reduzir significativamente o risco de doenças coronárias e infartos.

Efeitos de parar de fumar (homens)

Mudanças físicas positivas após parar de fumar

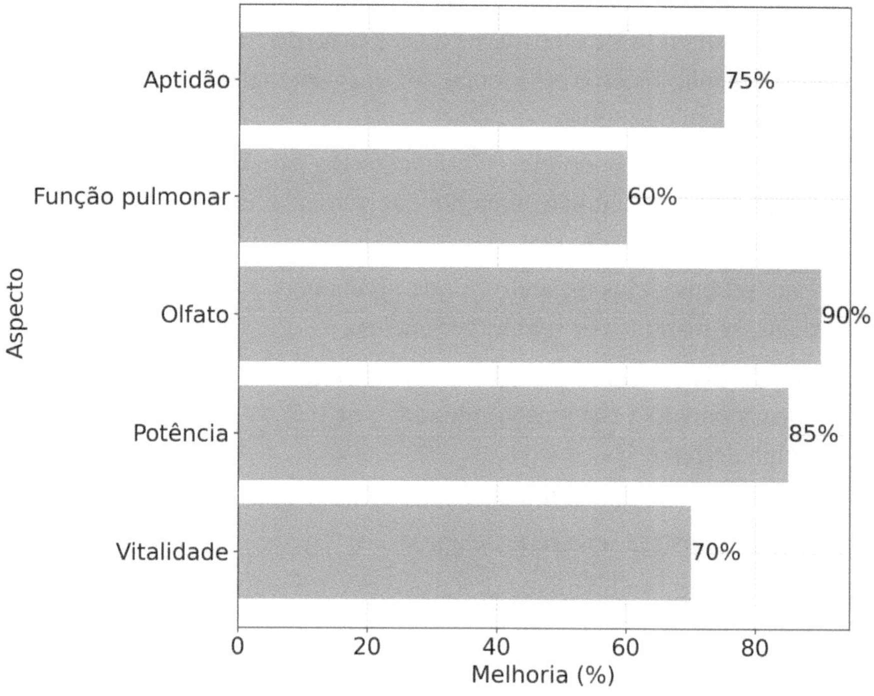

APT: Aptidão

FUN: Função pulmonar

OLF: Olfato

POT: Potência

VIT: Vitalidade

O gráfico de barras visualiza a melhoria de vários aspectos físicos após parar de fumar em homens. Aumento da função pulmonar e condicionamento físico permitem maior capacidade atlética. A circulação sanguínea e o fornecimento de oxigênio melhorados levam ao aumento da potência e vitalidade geral.

Conselhos concretos

- Ancore sua liberdade do tabaco em sua masculinidade: veja a cessação do fumo como uma expressão de força e autocontrole.
- Busque competição e desafio: meça seu progresso na cessação do fumo como conquistas esportivas e compartilhe isso com outros homens.
- Enfatize os impactos positivos da cessação do fumo em seu desempenho físico e potência: mais energia, melhor resistência – isso é força masculina.
- Use o dinheiro economizado com cigarros para atividades tipicamente masculinas: uma nova ferramenta, uma pescaria, um uísque de qualidade.
- Encontre modelos masculinos que vivem com sucesso sem fumar e deixe-se inspirar por suas experiências.
- Desenvolva rituais para lidar com a vontade de fumar que correspondam à sua masculinidade: uma rodada de cortar lenha, um treino de boxe.
- Converse com outros homens sobre seus desafios na cessação do fumo e construa uma rede de apoio.
- Mostre com sua liberdade do tabaco que masculinidade e saúde podem andar de mãos dadas.
- Veja a cessação do fumo como um investimento em seu futuro e no de sua família: um pai saudável, um parceiro forte.
- Concentre-se nos benefícios para sua aparência: pele melhor, dentes mais brancos, hálito fresco.
- Faça da cessação do fumo parte de sua história de sucesso pessoal: você tem controle sobre seu vício, não o contrário.

4. 3 Desafios comuns

A parceria, a profissão e o ambiente social influenciam significativamente a cessação do tabagismo. Dinâmicas e desafios diferentes podem reduzir a motivação e favorecer recaídas. Desde preocupações financeiras até a pressão do grupo – este capítulo ilumina os múltiplos obstáculos no caminho para a liberdade do tabaco. Descubra como superá-los e aumentar suas chances de sucesso de forma sustentável.

Uma parada conjunta de fumar requer estratégias individuais e apoio mútuo para garantir o sucesso a longo prazo.

Dinâmicas de Relacionamento

A interrupção conjunta do tabagismo em uma parceria requer uma estratégia coordenada, pois a dinâmica entre os parceiros influencia significativamente o sucesso. Se o parceiro também fuma, a probabilidade de que o outro parceiro fume aumenta [s107]. Essa situação exige comunicação aberta e a disposição de ambos os parceiros para mudar seus hábitos. A interrupção conjunta do tabagismo pode aumentar as chances de sucesso, pois os parceiros podem se motivar e apoiar mutuamente. Ao mesmo tempo, é importante considerar as necessidades e estratégias individuais. Assim, um parceiro pode preferir produtos de reposição de nicotina, enquanto o outro opta por técnicas de relaxamento. Além do status de fumante do parceiro, também desempenham um papel fatores socioeconômicos, como uma renda baixa. Uma renda baixa pode dificultar a interrupção do tabagismo [s107]. Aqui, preocupações financeiras e o estresse associado a dificuldades financeiras podem diminuir a motivação para parar de fumar e favorecer recaídas. Em tais situações, é útil se informar sobre opções de apoio financeiro, como subsídios governamentais para programas de interrupção do tabagismo. Além disso, estratégias de gerenciamento de estresse, como achtsamkeitsuebungen ou atividades esportivas, podem ser úteis e ajudar a lidar com o desejo de fumar. O círculo de amigos também influencia a interrupção do tabagismo. Oferecer cigarros entre amigos pode dificultar a interrupção do tabagismo, pois é interpretado como um gesto de amizade [s108]. Nesse caso, é aconselhável informar o ambiente sobre a interrupção do tabagismo e pedir apoio. Os amigos podem ajudar não fumando na presença do ex-fumante ou apoiando-o ativamente em atividades livres de fumaça. Normas e tradições culturais que promovem o tabagismo também têm um efeito semelhante. Festas religiosas, onde fumar é comum, podem levar a recaídas [s108]. Aqui, é importante estar ciente das próprias situações de risco e desenvolver comportamentos alternativos para resistir às tentações. Suposições errôneas sobre as consequências para a saúde da interrupção do tabagismo também podem diminuir a motivação. O medo de que a interrupção do tabagismo possa ser prejudicial à saúde é infundado e cientificamente refutado [s108]. Em vez disso, a interrupção do tabagismo melhora significativamente a saúde. Além disso, experiências negativas com ofertas de ajuda podem impedir a busca por apoio profissional. Barreiras linguísticas ou falta de acessibilidade não devem ser um obstáculo para buscar ajuda [s108]. Existem diversas ofertas adaptadas a diferentes necessidades. Uma pesquisa na internet ou uma conversa com o médico de família podem ajudar a encontrar a oferta adequada.

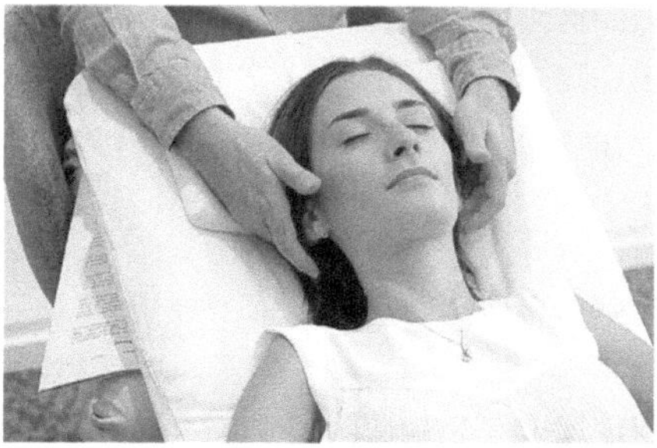

Técnicas de relaxamento [i18]

fatores socioeconômicos

Fatores socioeconômicos, como renda, educação e ambiente social, podem influenciar a probabilidade de fumar e o sucesso da interrupção do tabagismo. Por exemplo, preocupações financeiras ou a falta de apoio podem intensificar os desafios da interrupção do tabagismo.

produtos de reposição de nicotina

Produtos de reposição de nicotina, como adesivos de nicotina, gomas de mascar ou pastilhas, podem ajudar a aliviar os sintomas de abstinência física durante a interrupção do tabagismo, fornecendo ao corpo nicotina em doses controladas, sem as substâncias nocivas da fumaça do tabaco.

técnicas de relaxamento

Técnicas de relaxamento, como yoga, meditação ou relaxamento muscular progressivo, podem ajudar a lidar com o estresse e o desejo de fumar que podem surgir durante a interrupção do tabagismo.

Conflitos de Relacionamento Durante Tentativas de Parar de Fumar

Áreas comuns de conflito em relacionamentos durante a cessação do tabagismo.

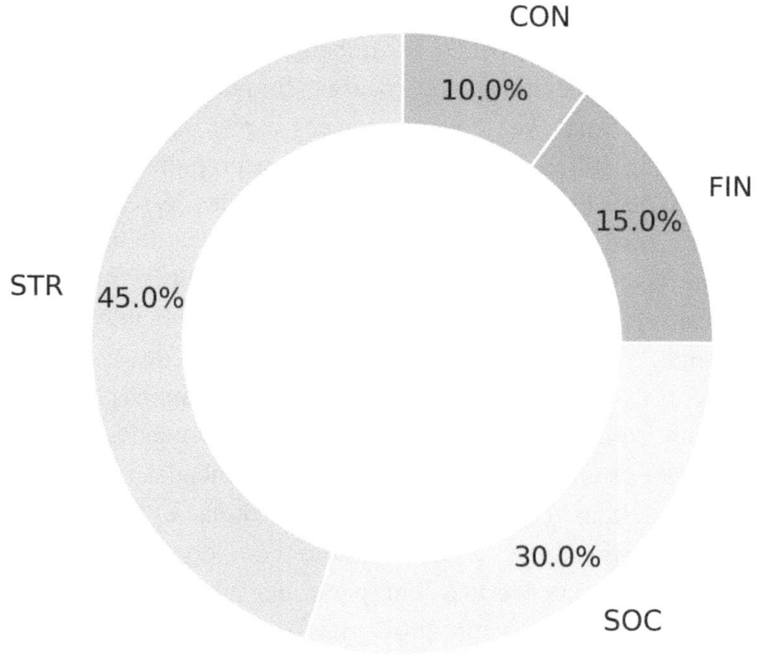

CON: Método de Cessação

FIN: Preocupações Financeiras

SOC: Mudanças na Rotina Social

STR: Estresse/Irritabilidade

O estresse e a irritabilidade relacionados aos sintomas de abstinência parecem ser a fonte mais significativa de conflito, sugerindo a necessidade de os parceiros compreenderem e gerenciarem esses desafios. Dificuldades em torno da mudança de rotinas sociais e na navegação de novas atividades compartilhadas também contribuem significativamente, destacando a importância de estabelecer proativamente novos hábitos saudáveis. Embora as preocupações financeiras e os desentendimentos sobre os métodos de cessação tenham um papel menor, eles ainda merecem atenção para garantir um ambiente de apoio para parar de fumar.

Integração profissional

O retorno ao trabalho ou a manutenção do emprego durante e após a desintoxicação do tabaco pode ser influenciado por diversos fatores. Uma dependência de nicotina pode afetar o desempenho no trabalho, por exemplo, através de dificuldades de concentração ou pausas frequentes para fumar. A abstinência, por sua vez, pode trazer cargas adicionais, como irritabilidade ou distúrbios do sono, que podem prejudicar a capacidade profissional [s109]. Para enfrentar essas dificuldades, é sensato planejar e se preparar para a interrupção do fumo no local de trabalho com antecedência. Isso pode incluir informar colegas e supervisores sobre a desintoxicação planejada, bem como criar um ambiente de apoio. Concretamente, isso pode significar que o local de trabalho seja mantido livre de fumaça durante as primeiras semanas ou que os colegas sejam solicitados a não fumar nas proximidades. O uso de intervalos para exercícios de relaxamento ou caminhadas curtas também pode ajudar a lidar com o desejo de nicotina e a promover a concentração. Particularmente para pessoas com doenças relacionadas ao vício que estão interessadas em parar de fumar, a integração de serviços de desintoxicação em programas de tratamento existentes é importante [s109]. No entanto, o tratamento simultâneo de múltiplos vícios pode ser complexo e requer uma abordagem coordenada. É crucial que as equipes de tratamento possuam a expertise necessária no tratamento da dependência de nicotina e considerem as necessidades específicas dos afetados. Assim, lidar simultaneamente com a dependência de álcool e nicotina pode representar um estresse especial para o indivíduo, aumentando o risco de recaída. Uma terapia individualizada que aborde tanto a problemática do vício quanto a situação profissional pode apoiar significativamente o sucesso da desintoxicação e facilitar o retorno ao trabalho ou a manutenção do emprego existente. Tal terapia pode, por exemplo, transmitir estratégias para lidar com o estresse no trabalho, evitar

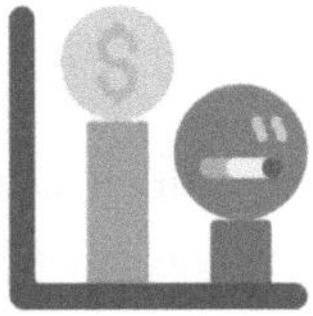

situações de risco e lidar com o desejo por substâncias viciantes. A colaboração com o empregador também pode ser útil no contexto da integração profissional, a fim de criar um ambiente de trabalho de apoio e abordar possíveis dificuldades de forma precoce.

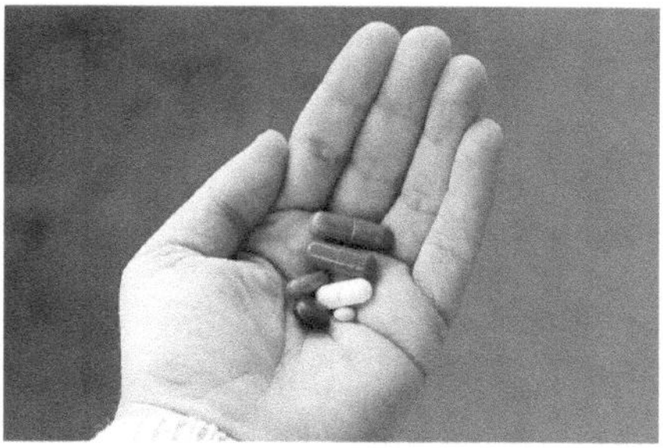

Dependências [i19]

Bom saber

Abstinência

Os sintomas físicos e psicológicos que ocorrem quando uma pessoa com dependência de substâncias não consome mais a substância. No contexto da desintoxicação do tabaco, isso pode levar a irritabilidade, distúrbios do sono, dificuldades de concentração e forte desejo por nicotina.

Dependência de nicotina

Uma dependência física e psicológica da nicotina, que dificulta a interrupção do fumo ou do consumo de tabaco.

Doenças relacionadas ao vício

Doenças caracterizadas pelo consumo compulsivo de substâncias ou comportamentos, apesar das consequências negativas. Na desintoxicação do tabaco, é importante considerar doenças relacionadas ao vício existentes, pois podem dificultar o processo e exigir tratamento adicional.

Recaída

O retorno ao fumo ou ao consumo de tabaco após um período de abstinência. Recaídas são comuns no processo de desintoxicação do tabaco e devem ser vistas como oportunidades de aprendizado e ajuste das estratégias.

Taxas de Sucesso da Estratégia de Cessação do Tabagismo no Local de Trabalho

Comparação da eficácia de diferentes estratégias

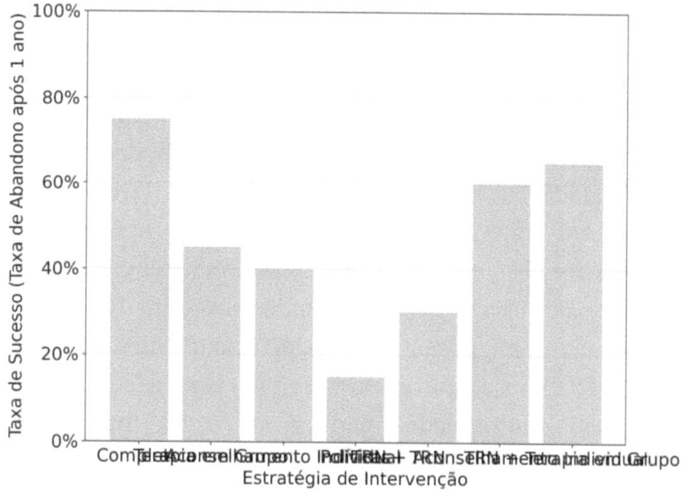

AI: Aconselhamento Individual

Completo: Programa Completo (TRN + AI + TG + Políticas)

Políticas: Mudanças de Políticas (por exemplo, Áreas Designadas para Fumar)

TG: Terapia em Grupo

TRN: Terapia de Reposição de Nicotina (TRN)

TRN + AI: TRN + Aconselhamento Individual

TRN + TG: TRN + Terapia em Grupo

Este gráfico destaca as taxas de sucesso variadas de diferentes estratégias de cessação do tabagismo implementadas no local de trabalho. Embora o aconselhamento individual e a terapia em grupo demonstrem sucesso moderado, a combinação destes com a terapia de reposição de nicotina (TRN) melhora significativamente os resultados. Mudanças nas políticas, como áreas designadas para fumar mais distantes do prédio, mostram um impacto menor, mas ainda positivo. A abordagem mais eficaz parece ser um programa abrangente que integra múltiplas estratégias, incluindo aconselhamento individual, apoio em grupo, TRN e ajustes nas políticas.

Motivação a longo prazo

A motivação a longo prazo é essencial para um sucesso na cessação do tabaco. Após a euforia inicial, a motivação pode diminuir, o que favorece recaídas. Portanto, é importante desenvolver estratégias que mantenham a motivação ao longo do tempo. A gamificação, ou seja, a integração de elementos lúdicos, pode ser eficaz nesse contexto [s110]. Mensagens motivacionais diárias, integradas em aplicativos, podem criar pequenas vitórias e fortalecer a motivação. Recompensas virtuais ou alcançar novos níveis em um programa baseado em aplicativo oferecem incentivos adicionais e promovem a persistência. Monitorar o progresso, entre outras coisas, registrando dias sem fumar ou quantias de dinheiro economizadas, visualiza conquistas e fortalece a autoconfiança. O uso de aplicativos digitais para a cessação do tabaco oferece diversas oportunidades para promover a motivação a longo prazo [s111]. Esses aplicativos frequentemente oferecem programas personalizados e ferramentas interativas que atendem às necessidades individuais dos usuários. Além disso, a troca com outros usuários em fóruns online ou grupos de apoio pode fortalecer a motivação e promover o sentimento de comunidade. É útil estabelecer metas realistas e aumentá-las gradualmente. Em vez de parar de fumar completamente de uma vez, pode-se inicialmente reduzir o número de cigarros fumados diariamente. Cada passo bem-sucedido, como uma semana sem fumar, fortalece a autoconfiança e motiva a dar o próximo passo. Também é importante estar ciente das próprias situações de risco, nas quais a tentação de fumar é particularmente grande. Isso pode incluir certos lugares, eventos sociais ou estados emocionais. Para essas situações, deve-se desenvolver previamente comportamentos alternativos para resistir às tentações. Uma caminhada ao ar livre, um banho relaxante ou uma conversa com um amigo podem ajudar a superar o desejo de um cigarro. O apoio do ambiente social também é crucial para o sucesso a

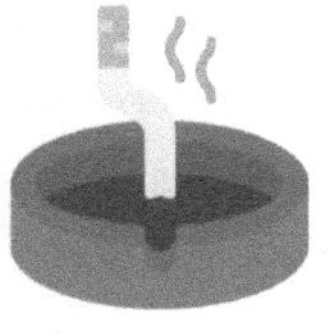

longo prazo. Família e amigos podem apoiar ativamente a cessação do tabaco, evitando fumar na presença do ex-fumante e encorajando-o em seus esforços. Além disso, ofertas de ajuda profissional, como terapia comportamental ou aconselhamento telefônico, podem oferecer suporte valioso e ajudar a manter a motivação a longo prazo. Mesmo após uma cessação bem-sucedida, é importante permanecer vigilante e continuar aplicando as estratégias aprendidas para prevenir recaídas.

Bom saber

Aplicativos

Aplicativos móveis podem apoiar a cessação do tabaco por meio de funcionalidades como monitoramento de progresso, gamificação, diários de desintoxicação de nicotina e acesso a comunidades de apoio. Eles oferecem um suporte personalizado e de fácil acesso.

Euforia

No contexto da cessação do tabaco, a euforia descreve a sensação inicial de bem-estar e a motivação que muitas vezes é experimentada no início da interrupção do fumo. No entanto, essa euforia pode rapidamente diminuir, dando lugar a sintomas de abstinência e ao desejo por nicotina.

Gamificação

A gamificação utiliza elementos típicos de jogos, como pontos, recompensas e competições, para aumentar a motivação para a cessação do tabaco e mantê-la a longo prazo. Isso pode ser especialmente útil para superar a euforia inicial e promover a persistência.

Motivação ao Longo do Tempo

Visualização dos níveis de motivação ao longo da jornada para parar de fumar.

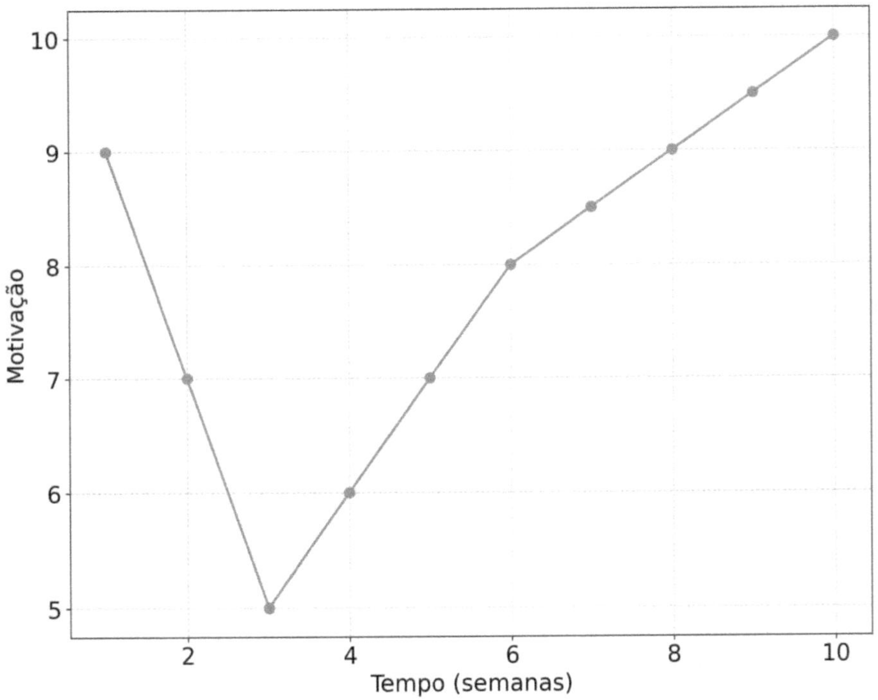

A motivação tende a ser alta inicialmente, diminui durante os períodos de abstinência e desejo, e então aumenta gradualmente à medida que os indivíduos experimentam os benefícios de parar de fumar. As flutuações destacam a importância do apoio contínuo e das estratégias de enfrentamento.

Conselhos concretos

- Crie juntos zonas livres de fumo em sua casa e torne-as ativamente aconchegantes.
- Desenvolva novos rituais para pausas em conjunto que substituam o fumo anterior, como uma curta caminhada ou um ritual de chá em conjunto.
- Fale abertamente sobre os desafios de gênero ao parar de fumar, como flutuações hormonais ou expectativas sociais.
- Apoiem-se mutuamente na busca por estratégias individuais de enfrentamento para o desejo de fumar, adaptadas às necessidades de cada um.
- Definam horários fixos para atividades em conjunto, livres de fumo, para criar memórias positivas e fortalecer a motivação.
- Reflitam juntos sobre as mudanças positivas em seu relacionamento devido à interrupção do fumo, como mais tempo juntos ou comunicação aprimorada.
- Elaborem uma estratégia conjunta para lidar com situações difíceis, nas quais a tentação de fumar é especialmente grande.
- Celebrem juntos seus sucessos, tanto os pequenos quanto os grandes, para promover a motivação e a compreensão mútua.
- Tornem seu tempo livre em conjunto ativo e variado, para afastar os pensamentos sobre fumar e descobrir novos interesses.
- Aproveitem o desafio conjunto de parar de fumar para fortalecer seu relacionamento e desenvolver uma compreensão mais profunda um do outro.
- Encontrem juntos novas formas de relaxamento e prazer que substituam o fumo e aumentem seu bem-estar.

Revisão - 4. Aspectos específicos de gênero

A desintoxicação do tabaco é um processo individual que é influenciado tanto por fatores físicos quanto psicossociais. Diferenças específicas de gênero desempenham um papel importante e devem ser consideradas no desenvolvimento de uma estratégia pessoal para parar de fumar. Sabe-se que flutuações hormonais no ciclo feminino podem influenciar o desejo de fumar. Portanto, você deve observar seu ciclo e considerar iniciar sua parada de fumar em uma fase com condições hormonais mais favoráveis. O medo generalizado de ganhar peso após parar de fumar pode ser gerenciado com sucesso por meio de uma combinação de alimentação consciente, exercício regular e, se necessário, aconselhamento profissional. Preste atenção em abordar emoções negativas relacionadas à sua imagem corporal e promover diálogos internos positivos.

Para os homens, a desintoxicação do tabaco também representa um desafio especial. No contexto da masculinidade e da pressão por desempenho, parar de fumar pode ser mal interpretado como um sinal de fraqueza. Aqui, é importante questionar os papéis associados e se concentrar nos reais benefícios da liberdade do tabaco – mais energia, maior condicionamento físico e uma autoestima aprimorada. Estabeleça metas realistas, acompanhe seu progresso e recompense-se por marcos alcançados. A troca com outros homens que pararam de fumar com sucesso, em grupos de autoajuda ou fóruns online, pode oferecer apoio valioso e abrir novas perspectivas. Esteja ciente das estratégias de marketing da indústria do tabaco, que frequentemente associam imagens tradicionais de masculinidade ao fumo, e não se deixe influenciar por isso.

Independentemente do gênero, dinâmicas sociais e de parceria desempenham um papel crucial. Parar de fumar em conjunto com o parceiro pode aumentar as chances de sucesso, mas requer acordos claros e consideração das necessidades individuais. Informe seu círculo sobre sua decisão de parar de fumar e peça apoio. A comunicação aberta sobre seus desafios e sucessos pode reduzir a pressão e promover a compreensão. Fatores socioeconômicos, como preocupações financeiras, podem dificultar ainda mais a desintoxicação do tabaco. Não hesite em buscar ajuda profissional e se informar sobre opções de apoio financeiro.

As mudanças físicas após parar de fumar são diversas e variam desde sintomas de abstinência de curto prazo, como aumento do apetite e distúrbios do sono, até melhorias de saúde a longo prazo. Integre estratégias para lidar com esses desafios em seu dia a dia – uma alimentação equilibrada, exercícios regulares e técnicas de relaxamento podem ajudá-lo a superar a fase inicial com sucesso. Utilize ferramentas digitais, como aplicativos, para acompanhar seu progresso, se motivar e se conectar com outros ex-fumantes. Lembre-se: cada passo em direção à liberdade do tabaco é uma conquista e contribui para uma vida mais saudável e autônoma. Mantenha-se firme, mesmo diante de retrocessos – a motivação a longo prazo é a chave para o sucesso. Você consegue!

5. Sem tabaco a longo prazo

Por que algumas pessoas conseguem permanecer sem fumar com facilidade, enquanto outras recaem repetidamente? O caminho para uma vida livre do tabaco é como uma jornada, onde cada passo conta e novas perspectivas surgem. Ex-fumantes bem-sucedidos têm algo em comum: eles não apenas pararam de fumar, mas reorientaram suas vidas. A liberdade conquistada do tabaco abre oportunidades para mudanças positivas em todas as áreas da vida. Neste capítulo, você descobrirá as estratégias decisivas que fazem a diferença entre uma interrupção temporária do fumo e a verdadeira liberdade do tabaco.

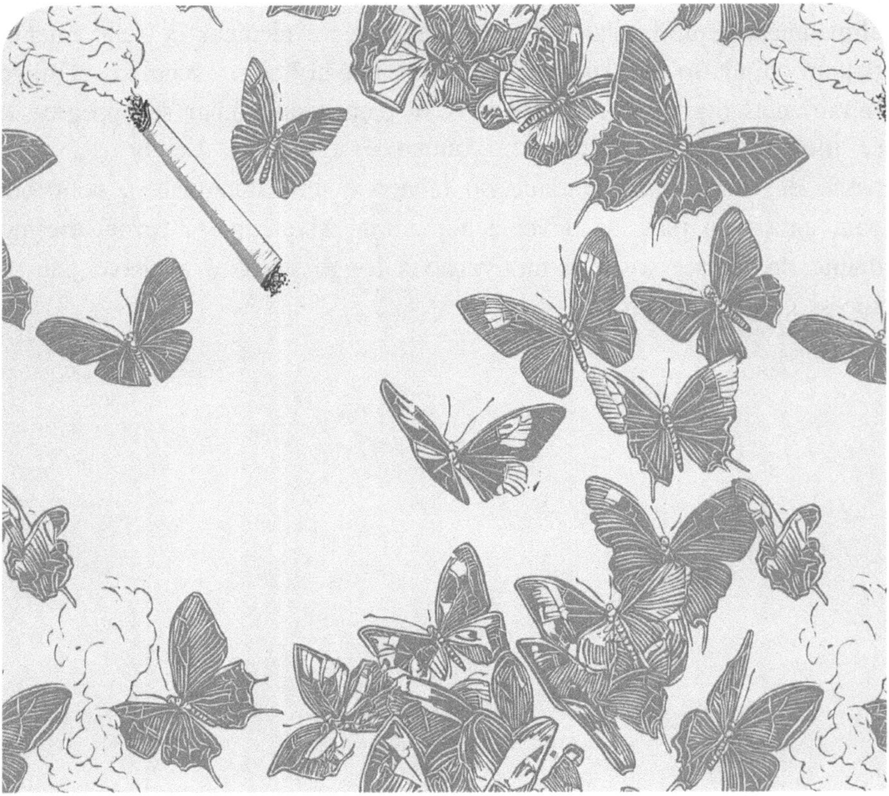

5. 1 Prevenção de recaídas

A liberdade sustentável do tabaco requer mais do que apenas a interrupção inicial do fumo. A prevenção de recaídas oferece estratégias concretas para permanecer livre do fumo a longo prazo e enfrentar com sucesso os numerosos desafios após a desintoxicação. Ela aborda sinais de alerta físicos e psicológicos, situações de risco pessoais e a construção de uma base sólida para a abstinência duradoura. Esta seção destaca os aspectos mais importantes da prevenção de recaídas e mostra como você pode maximizar suas chances de liberdade duradoura do tabaco. Prepare-se e descubra como permanecer forte e livre do fumo a longo prazo.

Os sintomas de abstinência são desagradáveis, mas temporários e um importante sinal de alerta que indica que o corpo está se libertando da dependência da nicotina. Reconhecê-los e aplicar estratégias de enfrentamento de forma direcionada fortalece a resiliência contra uma recaída.

Reconhecer sinais de alerta

O caminho para a tabakabstinenz é frequentemente repleto de obstáculos que podem ser interpretados como sinais de alerta para uma possível recaída. Reconhecer esses sinais precocemente aumenta a chance de evitar uma recaída e permanecer livre do fumo de forma duradoura. Especialmente os primeiros dias após a interrupção do fumo são críticos, pois nesse período os sintomas de abstinência são mais intensos [s112]. O corpo reage à retirada da nicotina com diversos sintomas físicos e psicológicos. Dificuldades de concentração, aumento do apetite, inquietação e irritabilidade são apenas alguns exemplos. Esses sintomas, embora desagradáveis, são temporários e um sinal de que o corpo está se libertando da dependência da nicotina. É comparável à abstinência de outras substâncias, onde também ocorrem sintomas físicos e psicológicos. Aqueles que entendem esses sintomas de abstinência como sinais de alerta e estão cientes de sua transitoriedade estão melhor preparados para resistir a uma recaída. Uma ferramenta útil para avaliar a dependência da nicotina e o risco de recaída associado é o teste de Fagerström [s112]. Com base no resultado do teste, é possível escolher a forma de terapia adequada e, assim, aumentar as chances de sucesso na cessação do fumo. Além dos sintomas físicos de abstinência, também existem sinais de alerta psicológicos que podem indicar uma recaída iminente. - Forte desejo de fumar - - Pensamentos sobre aspectos positivos do fumo - - Aumento do estresse e tensão - - Distúrbios do sono - - Sentimentos negativos como ansiedade ou depressão. Esses sinais não aparecem sempre todos ao mesmo tempo e sua intensidade pode variar. É importante não ignorar esses sentimentos e pensamentos, mas reconhecê-los pelo que são: sinais de alerta que anunciam uma recaída. Em vez de ceder a esses sentimentos, é aconselhável desenvolver estratégias de enfrentamento. Uma caminhada ao ar livre, técnicas de relaxamento ou uma conversa com uma pessoa de confiança podem ajudar a superar o desejo de fumar e prevenir uma recaída. Embora os primeiros dias sejam especialmente críticos, o risco de recaída permanece a longo prazo [s112]. Mesmo após um ano de abstinência, ainda existe uma probabilidade de recaída. Portanto, é importante permanecer atento e observar sinais de alerta mesmo após um longo período sem fumar. O enfrentamento das próprias situações de risco e o desenvolvimento de estratégias individuais de enfrentamento continuam a ser componentes importantes da prevenção de recaídas a longo prazo. Assim, a bem-sucedida abstinência do tabaco pode ser mantida de forma duradoura.

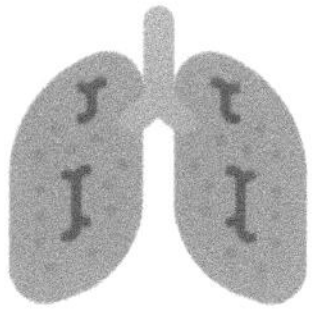

Bom saber

Dependência da nicotina
A dependência física e psicológica da nicotina, que aumenta o risco de recaída.

Situações de risco
Situações ou circunstâncias que aumentam o desejo por cigarros e elevam a probabilidade de recaída.

Sinais de Alerta de Recaída

Frequência e intensidade dos sinais de alerta de recaída.

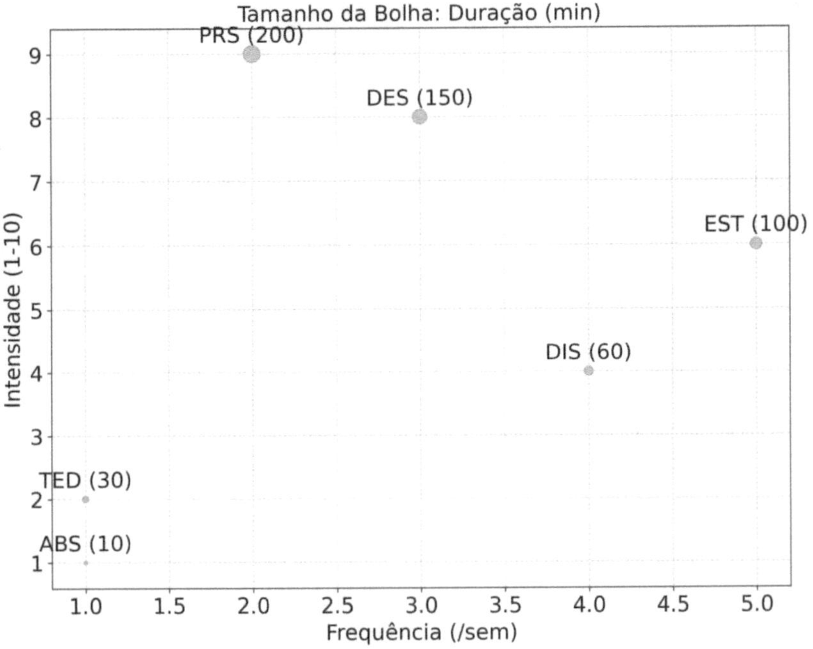

Blasengröße: Duração (min)

ABS: Abstinência de Nicotina

DES: Desejos

DIS: Distresse Emocional

EST: Estresse

PRS: Pressão Social

TED: Tédio

Este gráfico visualiza gatilhos comuns de recaída. Bolhas maiores representam mais tempo gasto experimentando o gatilho, enquanto a posição no eixo X indica a frequência e o eixo Y representa a intensidade. Gatilhos de alta frequência e alta intensidade (quadrante superior direito) representam o maior risco e exigem estratégias de enfrentamento proativas. Gatilhos de baixa frequência e baixa intensidade (quadrante inferior esquerdo) podem exigir um gerenciamento menos intensivo, mas não devem ser ignorados. Compreender esses padrões pode ajudar os indivíduos a desenvolver planos personalizados de prevenção de recaídas.

Desenvolver estratégias de emergência

Estratégias de emergência são essenciais para lidar efetivamente com pensamentos e desejos de recaída que surgem. O processo de recaída ocorre de forma gradual e muitas vezes começa com mudanças sutis na esfera emocional e mental [s113]. Portanto, é importante desenvolver planos de emergência individuais desde cedo, que sejam adaptados às necessidades pessoais e situações de risco. Um plano desse tipo inclui instruções de ação concretas para diferentes fases do processo de recaída. Por exemplo, em uma recaída emocional, que se manifesta por meio de cuidados pessoais reduzidos e um mal-estar geral, o plano pode prever atividades como esportes, técnicas de relaxamento ou contatos sociais [s113]. Essas medidas ajudam a regular emoções negativas e aumentar o bem-estar. Por outro lado, se surgirem mais pensamentos sobre o consumo de tabaco, ou seja, uma recaída mental, o plano pode incluir estratégias como autoafirmações positivas, exercícios de atenção plena ou anotar as razões para a abstinência do tabaco [s113]. Assim, os pensamentos sobre o consumo de tabaco podem ser interrompidos e a motivação para a abstinência pode ser fortalecida. Além disso, é aconselhável anotar no plano de emergência as informações de contato de pessoas de apoio, como um terapeuta ou um grupo de autoajuda. Um plano de emergência bem preparado serve como uma bússola em momentos críticos e aumenta a probabilidade de evitar uma recaída com sucesso. Além do desenvolvimento de um plano de emergência, é importante estar ciente das próprias situações de alto risco e desenvolver estratégias para evitá-las ou lidar com elas de forma eficaz [s113]. Isso pode significar evitar certos lugares ou situações sociais por um tempo ou treinar comportamentos alternativos nessas situações. Por exemplo, alguém que estava acostumado a fumar um cigarro após as refeições pode optar por fazer uma caminhada ou mastigar um chiclete sem açúcar. A evitação de situações de alto risco e a aplicação das estratégias estabelecidas no

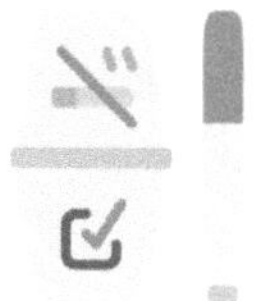

plano de emergência aumentam a chance de permanecer livre do tabaco a longo prazo.

Bom saber

Estratégias de Emergência
Medidas específicas que são planejadas com antecedência para prevenir uma recaída em situações desafiadoras ou momentos de desejo. Elas servem como instruções de ação concretas e oferecem orientação em momentos críticos da cessação do tabaco.

Processo de Recaída
O desenvolvimento gradual de uma recaída, que muitas vezes começa com mudanças emocionais e mentais sutis e pode levar ao consumo de tabaco novamente se não forem utilizadas estratégias de enfrentamento adequadas.

Recaída Emocional
Um estado na cessação do tabaco caracterizado por emoções negativas como mal-estar, ansiedade ou frustração, que aumenta o risco de consumo de tabaco novamente.

Situações de Alto Risco
Situações ou circunstâncias específicas que aumentam o desejo por tabaco e o risco de recaída. Exemplos incluem estresse, eventos sociais com pessoas que fumam ou certos estados emocionais.

Efetividade das Estratégias de Emergência

Taxas de sucesso das estratégias de prevenção de recaídas

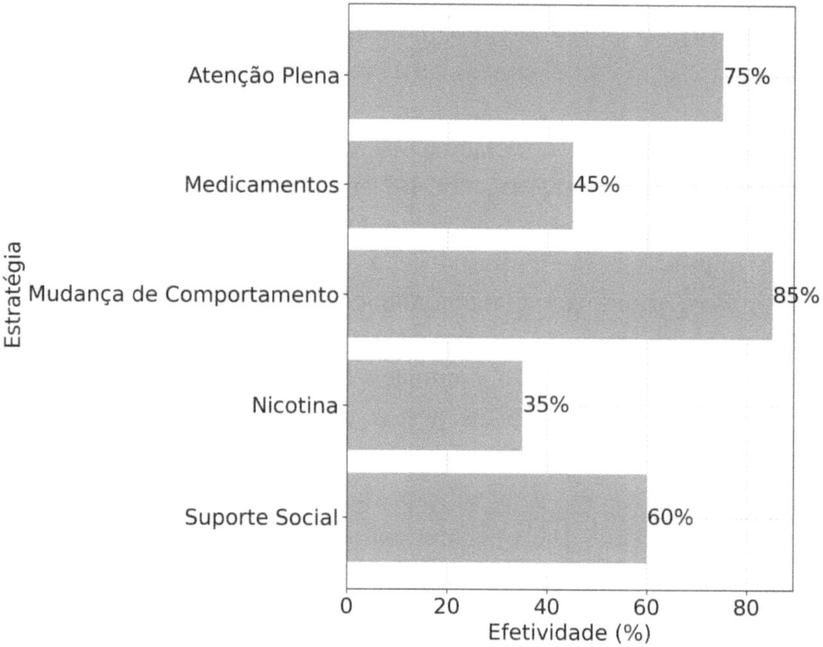

ATE: Atenção Plena

MED: Medicamentos

SSO: Suporte Social

MCO: Mudança de Comportamento

NIC: Nicotina

O gráfico de barras horizontais mostra a efetividade relativa de diferentes estratégias de emergência para parar de fumar e de consumir tabaco. Estratégias de mudança de comportamento e apoio social mostram taxas de sucesso mais elevadas, enquanto a terapia de reposição de nicotina e medicamentos parecem ser menos eficazes. As técnicas de atenção plena oferecem um apoio moderado. A combinação de diferentes abordagens pode melhorar as chances de sucesso.

Fortalecer a autoconfiança

A autoconfiança desempenha um papel importante na cessação do tabaco. A confiança em permanecer livre do fumo, mesmo em situações difíceis, influencia significativamente o sucesso [s114]. A autoeficácia, ou seja, a crença de que se pode controlar o próprio comportamento, é um fator particularmente significativo para a abstinenz a longo prazo após o início da interrupção do fumo [s114]. Curiosamente, a autoeficácia medida após a interrupção do fumo correlaciona-se mais fortemente com o sucesso do que a medida anteriormente [s114]. Essa descoberta sublinha a importância da auto-observação contínua e da adaptação das estratégias durante o processo de desintoxicação. A atividade física pode, entre outras coisas, promover a autoconfiança na própria força de vontade [s115]. A experiência de superar desafios físicos se transfere para a desintoxicação e fortalece a confiança em superar o desejo de fumar [s115]. Um estilo de vida ativo não apenas contribui para a saúde física, mas também solidifica a autoimagem como não fumante [s115]. Além da autoeficácia, a avaliação realista das próprias habilidades também é importante [s116]. Uma autoconfiança exagerada pode levar à negligência na prevenção de recaídas e aumentar o risco de recaídas [s116]. Os aspectos positivos da liberdade do fumo ganham importância à medida que a abstinência aumenta [s116]. Essa crescente valorização dos benefícios para a saúde e pessoais fortalece a motivação e a autoconfiança na decisão tomada [s116]. Ao mesmo tempo, é importante estar ciente da persistente falsa crença de que fumar reduz o estresse [s116]. Essa ideia pode ainda estar presente mesmo após uma longa abstinência e desencadear o desejo de fumar em situações de estresse [s116]. O enfrentamento dessa falsa crença e o desenvolvimento de estratégias alternativas de enfrentamento do estresse são, portanto, componentes importantes da prevenção de recaídas. Abordagens tradicionais de terapia comportamental sozinhas podem não ser suficientes para mudar

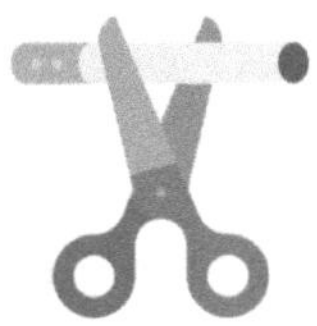

essas crenças profundamente enraizadas [s117]. Portanto, é aconselhável integrar métodos adicionais, como achtsamkeitsuebungen ou reestruturação cognitiva na terapia. Essas técnicas podem ajudar a reconhecer e mudar os pensamentos automáticos e padrões de comportamento que contribuem para o desejo de fumar. A combinação de autoeficácia, avaliação realista de si mesmo e o envolvimento ativo com os próprios fatores de risco forma uma base sólida para uma abstinência do tabaco bem-sucedida e sustentável.

Bom saber

Autoeficácia

A confiança na própria capacidade de lidar com situações difíceis e controlar o desejo de fumar, a fim de permanecer livre do fumo a longo prazo.

Métodos de Autofortalecimento para Prevenção de Recaídas

Distribuição de estratégias de autoajuda para parar de fumar.

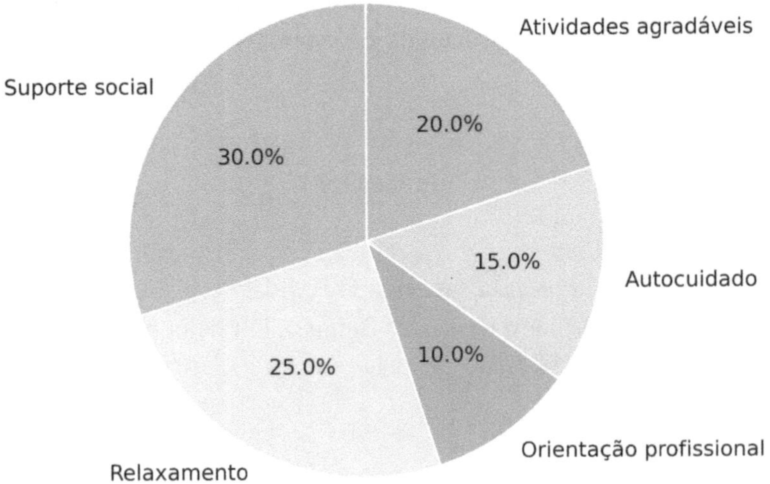

ACT: Atividades agradáveis

REL: Técnicas de relaxamento (ioga, meditação)

SOC: Suporte social (amigos, família)

PRO: Orientação profissional (terapia, aconselhamento)

SCA: Autocuidado (banhos, caminhadas)

Este gráfico destaca as diversas abordagens que os indivíduos utilizam para manter a abstinência do tabaco. A ênfase no apoio social e nas técnicas de relaxamento sugere a importância de gerenciar o estresse e buscar reforço externo. Embora a orientação profissional seja menos proeminente, sua presença ressalta o valor da assistência especializada na jornada para parar de fumar. Priorizar atividades agradáveis e autocuidado consciente reforça a necessidade de substituições comportamentais positivas para substituir o hábito de fumar.

Conselhos concretos

- Conecte conscientemente memórias e emoções positivas à sua liberdade do tabaco.
- Desenvolva um ritual pessoal que o lembre diariamente de sua decisão de permanecer livre do tabaco.
- Mantenha um "diário de sucessos", onde você registre seus progressos, mas também seus desafios.
- Encontre um "padrinho da liberdade do tabaco" – alguém que o acompanhe e apoie em sua jornada.
- Mude sua perspectiva: veja o desejo de fumar não como um inimigo, mas como um sinal de que seu corpo está se transformando.
- Invente uma história sobre sua liberdade do tabaco que você possa relembrar constantemente.
- Crie um "lugar de emergência" em sua casa ou arredores, onde você possa se retirar quando o desejo se intensificar.
- Treine seus "músculos de dizer não": pratique no dia a dia, em diversas situações, a dizer "não" de forma gentil, mas firme, a ofertas de cigarros.
- Desenvolva um sistema de recompensas para sucessos a longo prazo, como uma viagem curta após um ano livre do tabaco.
- Considere cada dia sem cigarro como um presente para si mesmo e para sua saúde.
- Visualize-se como um não fumante confiante, forte e saudável.

5. 2 Estabilização a longo prazo

A estabilização a longo prazo após a desintoxicação significa consolidar a identidade livre de fumo e prevenir recaídas. Isso inclui o desenvolvimento de novos hábitos, a gestão de desejos e o fortalecimento da consciência sobre a saúde. O caminho apresenta desafios, mas também abre oportunidades para mudanças positivas em várias áreas da vida. Continue lendo e descubra como garantir sua liberdade do tabaco de forma duradoura.

A liberdade do tabaco a longo prazo requer o desenvolvimento de uma nova identidade como não fumante, que é consolidada pela mudança de hábitos e pelo reconhecimento consciente de sucessos.

Desenvolver uma nova Identidade

Parar de fumar significa mais do que apenas deixar o cigarro de lado. Exige o desenvolvimento de uma nova identidade, uma autoimagem sem o cigarro. Este processo, de se tornar um não fumante, altera fundamentalmente a própria percepção de si mesmo [s118]. Não se trata de se reinventar, mas de reconhecer e promover forças e características positivas existentes que são independentes do ato de fumar. Essa reorientação pode impactar diversas áreas da vida, desde interações sociais até rotinas pessoais. Situações anteriormente associadas ao fumo, como a pausa para o café ou o fim do expediente, precisam ser reestruturadas. Em vez de recorrer ao cigarro, novos rituais podem ser estabelecidos, como uma breve caminhada ou uma conversa com colegas. Essa mudança consciente de hábitos solidifica a nova identidade e apoia a superação da dependência de nicotina a longo prazo [s119]. achtsamkeitsuebungen podem apoiar esse processo, treinando a percepção de si mesmo e promovendo a aceitação da nova identidade livre de fumo. Através da atenção plena, você aprende a perceber seus pensamentos e sentimentos sem julgamento. Isso pode ajudá-lo a lidar com o desejo de fumar, reconhecendo-o como um sentimento passageiro, em vez de ceder a ele. Assim, você solidifica sua nova identidade como não fumante e fortalece sua autoconfiança em sua capacidade de permanecer livre do fumo. A integração consciente da atenção plena no cotidiano – seja através de breves meditações, exercícios de respiração ou uma caminhada atenta na natureza – ajuda a reconhecer e mudar padrões de comportamento não saudáveis a longo prazo [s119]. Um tratamento estruturado com objetivos claros, apoiado por acompanhamento terapêutico, pode ainda promover esse processo [s118].

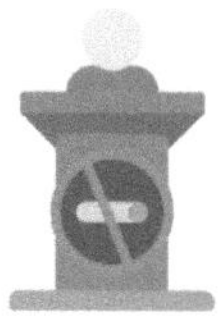

Bom saber

Identidade

No contexto da cessação do fumo, identidade descreve a autoimagem de uma pessoa como não fumante. O desenvolvimento de uma nova identidade é crucial para a abstinência a longo prazo.

Desenvolvimento da Identidade Sem Fumo

Progressão pelos estágios da identidade sem fumo.

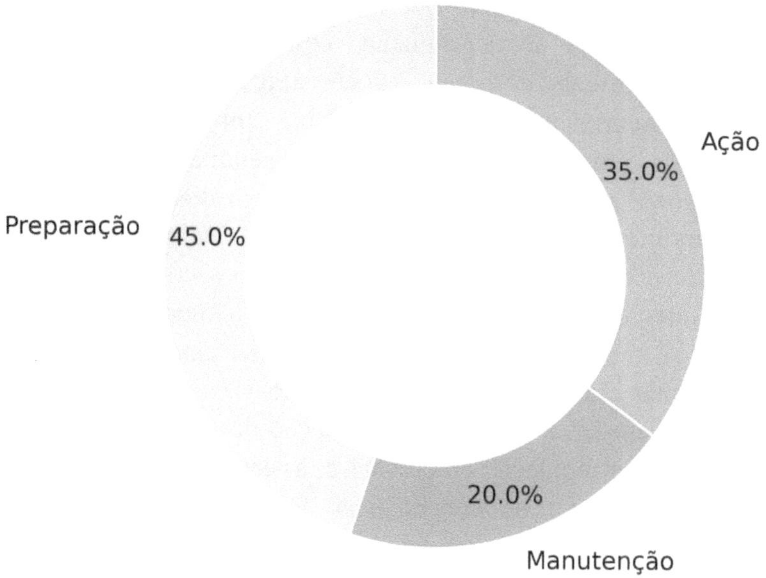

- AÇA: Ação
- MAN: Manutenção
- PRE: Preparação

O maior segmento representa a fase de 'Preparação', indicando que uma porção significativa de indivíduos está planejando ativamente parar de fumar ou está nos estágios iniciais de parar. A fase de 'Ação', embora menor, mostra que um número considerável está ativamente engajado em comportamentos sem fumo. O menor segmento, 'Manutenção', sugere que sustentar uma identidade sem fumo é um compromisso de longo prazo que requer esforço e apoio contínuos. Esta distribuição destaca a importância de fornecer recursos e apoio em todos os estágios da jornada, com um foco particular na transição de indivíduos da preparação para a ação e, finalmente, para a manutenção a longo prazo.

Promover a consciência da saúde

Desenvolver a consciência da saúde significa aguçar a percepção do próprio corpo e registrar os sinais do corpo de forma mais consciente. Este processo apoia a cessação do tabagismo, tornando a conexão entre as sensações físicas e o desejo por nicotina mais transparente [s120]. Através de exercícios de achtsamkeit, como técnicas de respiração focada ou varreduras corporais, você aprende a observar seus pensamentos e sentimentos de forma neutra, sem cair em padrões de reação habituais. Em vez de ceder automaticamente à vontade de fumar um cigarro, surge a possibilidade de pausar e reavaliar a situação. Essa percepção aprimorada de si mesmo fortalece a selbstregulation – a capacidade de controlar impulsos e tomar decisões conscientes [s120]. Um manejo atento em situações de estresse – frequentemente gatilhos para recaídas – também contribui para a estabilização a longo prazo. O yoga pode apoiar esses processos, aliviando tensões físicas e mentais e aumentando o bem-estar [s121]. A combinação de yoga e atenção plena também promove a regulação emocional e, assim, fortalece a resiliência em relação aos desejos de dependência. Por exemplo, quem pratica yoga regularmente e integra exercícios de atenção plena no dia a dia melhora sua percepção corporal e desenvolve estratégias para lidar com emoções desafiadoras, sem recorrer à nicotina [s121]. Essa abordagem holística pode influenciar positivamente a saúde e o bem-estar a longo prazo.

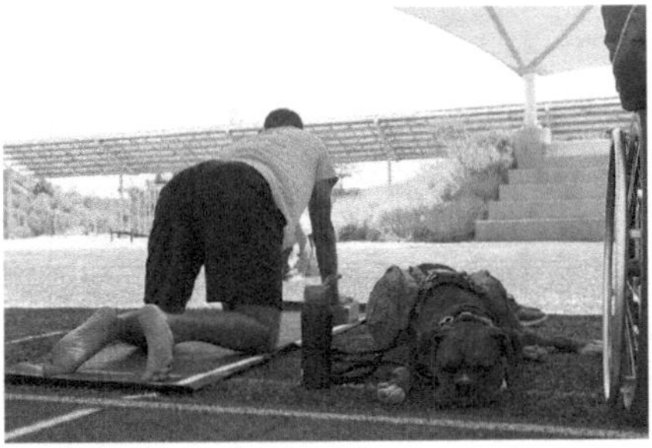

Técnicas de respiração [i20]

Bom saber

Yoga

O yoga pode reduzir o estresse, melhorar a percepção corporal e promover a regulação emocional através da combinação de exercícios físicos, técnicas de respiração e meditação, apoiando a abstinência a longo prazo do tabaco.

Melhorias na Saúde Após Parar de Fumar

Comparação dos Benefícios para a Saúde ao Longo do Tempo

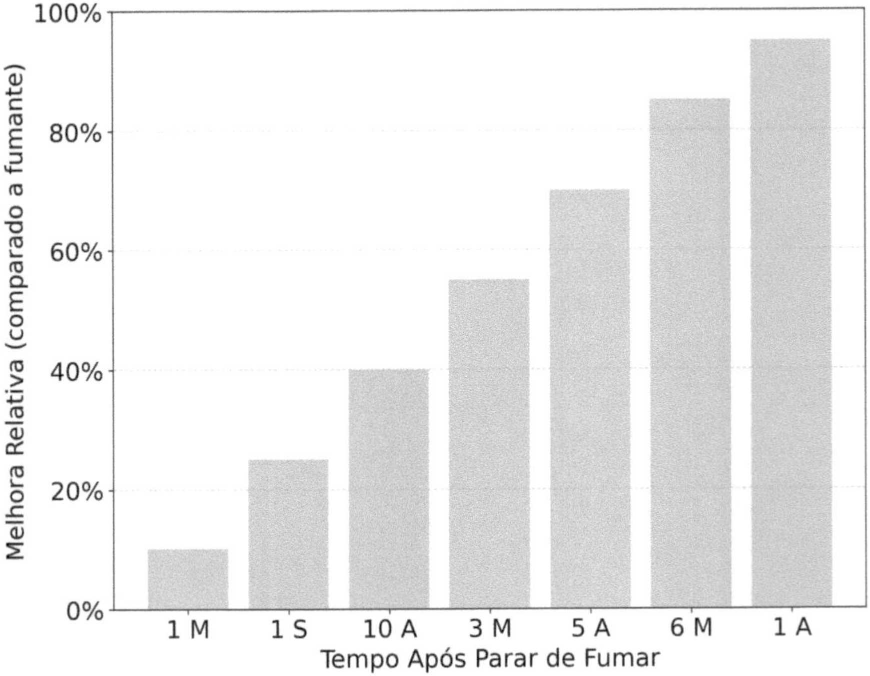

10A: 10 Anos

1M: 1 Mês

3M: 3 Meses

6M: 6 Meses

1A: 1 Ano

1S: 1 Semana

5A: 5 Anos

Este gráfico destaca o impacto positivo significativo de parar de fumar em vários aspectos da saúde. A capacidade pulmonar e a saúde cardiovascular mostram as melhorias mais drásticas, começando cedo e continuando a aumentar com o tempo. O bem-estar mental também vê ganhos substanciais, sugerindo redução do estresse e da ansiedade. Embora o risco de doenças graves como o câncer diminua com o tempo, ele permanece ligeiramente elevado em comparação com aqueles que nunca fumaram, o que destaca a importância de parar cedo.

Reconhecer os sucessos

O reconhecimento dos sucessos durante a cessação do tabagismo fortalece a motivação e promove a perseverança. Não se trata apenas do objetivo final da tabakabstinenz, mas também dos pequenos passos ao longo do caminho. Cada dia sem fumar, cada ataque de vontade superado e cada novo hábito saudável estabelecido são sucessos que devem ser reconhecidos [s122]. Esse reconhecimento pode ocorrer de várias maneiras. Por exemplo, permitindo-se uma pequena recompensa – um banho relaxante, um bom livro ou uma ida ao cinema. É importante que a recompensa não esteja associada ao fumo ou a outros comportamentos não saudáveis. Também registrar os sucessos, seja em um diário ou em um aplicativo, pode aumentar a motivação e aguçar a consciência sobre os próprios progressos. Documentar os dias sem fumar, a quantia de dinheiro economizada ou as mudanças positivas no bem-estar físico visualiza o sucesso pessoal e reforça a decisão por uma vida sem fumo. Além disso, feedbacks positivos do ambiente social podem fortalecer a motivação. A troca com outras pessoas que também pararam de fumar ou que apoiam essa iniciativa cria um sentimento de pertencimento e compreensão. Pequenos incentivos autoestabelecidos também podem promover a motivação [s123]. Por exemplo, após uma semana sem fumar, pode-se realizar um pequeno desejo ou planejar uma compra maior após um mês. Esses incentivos escolhidos individualmente têm um efeito motivador e ajudam a consolidar a abstinência a longo prazo.

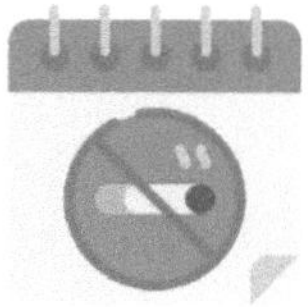

Desejos ao Longo do Tempo

Diminuição do desejo por nicotina ao longo do tempo após parar de fumar.

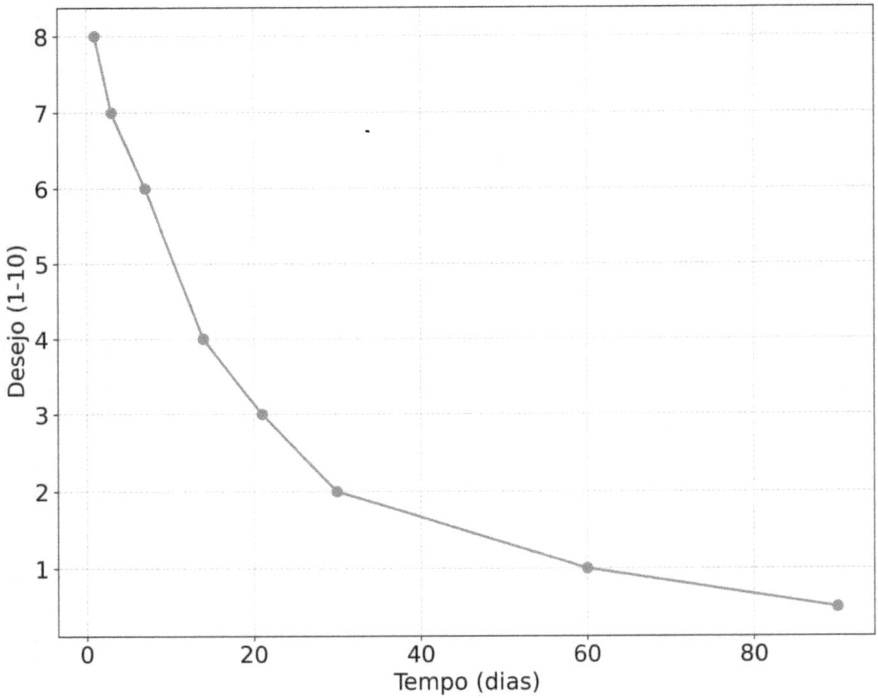

O gráfico mostra uma diminuição significativa na intensidade do desejo ao longo do tempo, indicando o sucesso no manejo dos sintomas de abstinência e maior probabilidade de abstinência a longo prazo. Embora os desejos iniciais sejam fortes, eles diminuem constantemente, destacando a eficácia das estratégias de enfrentamento e a adaptação do corpo à ausência de nicotina.

Conselhos concretos

- Conecte sua liberdade do tabaco a um novo capítulo da vida, como uma mudança de casa ou uma troca de emprego.
- Desenvolva sua própria "filosofia de não fumar": formule seus valores e crenças pessoais que sustentam sua liberdade do tabaco.
- Crie um "espaço de proteção interior", para o qual você possa se retirar mentalmente quando a vontade surgir. Imagine esse lugar em detalhes: cores, cheiros, sons.
- Transforme o desejo por um cigarro em energia positiva: faça uma caminhada rápida, faça algumas flexões ou dance ao som da sua música favorita.
- Desenvolva uma "receita de emergência" contra o desejo de fumar: quais passos concretos ajudam você em momentos agudos? Anote-os e carregue a lista com você.
- Celebre sua liberdade do tabaco regularmente com um ato simbólico: plante uma árvore, solte um balão ou escreva uma carta para seu eu fumante anterior.
- Mude sua linguagem: não fale mais em "parar", mas em "ser livre". Enfatize sua decisão por uma vida saudável.
- Encontre seu símbolo pessoal de não fumar: uma pedra, uma joia, uma imagem – algo que o lembre de sua força e sucesso.
- Desenvolva uma "equipe interna de não fumantes": imagine quais pessoas – reais ou fictícias – o apoiam em seu caminho e lhe dão força.
- Veja sua liberdade do tabaco como um processo criativo: molde sua nova identidade de forma ativa e lúdica.

5. 3 Perspectivas de vida

A liberdade sustentável do tabaco requer mais do que apenas a abstinência de cigarros. Esta seção destaca a importância do desenvolvimento pessoal, da reorientação social e da definição de metas de saúde para o sucesso a longo prazo. Descubra quais desafios essas áreas trazem e como elas podem estabilizar sua liberdade do fumo. Descubra seu potencial para uma vida livre de fumaça e plena.

A liberdade do fumo sustentável requer a conscientização na construção da própria perspectiva de vida, desde o desenvolvimento pessoal até a reorientação social e a definição de metas de saúde.

Desenvolvimento Pessoal

O desenvolvimento pessoal no contexto da cessação do tabagismo significa confrontar os próprios padrões de comportamento, emoções e pensamentos para estabelecer e solidificar as mudanças necessárias a longo prazo. achtsamkeit pode ser uma ferramenta valiosa nesse processo. Ela treina a percepção consciente do momento presente, sem julgamentos. [s124] Isso ajuda a reconhecer e interromper reações automáticas, como pegar um cigarro em situações de estresse. Em vez de ceder ao impulso habitual, surge um espaço para novas decisões conscientes. Através de um treinamento regular de atenção plena, aprende-se a observar emoções como medo ou inquietação, sem ser dominado por elas. Essa selbstregulation aprimorada impacta positivamente a motivação e fortalece a capacidade de lidar com situações desafiadoras. [s124] selbstmitgefuehl, outro aspecto promovido pela atenção plena, apoia esse processo ao acalmar o crítico interno e facilitar a aceitação de falhas. [s124] Assim como um músculo que se fortalece com o treinamento, desenvolve-se a capacidade de manter o caminho da liberdade do tabaco, mesmo em momentos difíceis. Outra abordagem que está recebendo crescente atenção na pesquisa é a terapia psicodélica. Estudos sugerem que experiências controladas com substâncias psicodélicas sob supervisão terapêutica podem expandir a percepção e a consciência. [s125] Isso pode levar a uma nova perspectiva sobre a própria vida, o vício e os padrões de comportamento associados. Através da percepção alterada, podem ser restauradas estratégias emocionais e sociais de processamento, e a flexibilidade cognitiva pode ser aprimorada. [s125] Isso pode permitir a quebra de padrões de pensamento rígidos e a descoberta de novas maneiras de lidar com emoções e interações sociais. A experiência de um "novo despertar" pode aumentar a motivação para a mudança e apoiar o desenvolvimento de um novo sentido para a vida, que não é mais determinado pelo vício.

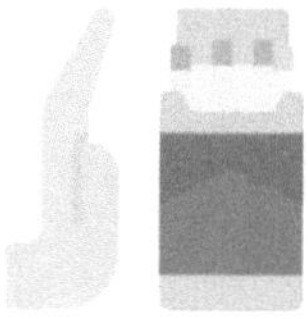

[s125] A controle de impulsos aprimorada, que pode ser alcançada através da terapia psicodélica, também contribui para resistir ao desejo de fumar e alcançar a liberdade do tabaco. [s125] É importante enfatizar que a terapia psicodélica é um campo de pesquisa ainda jovem e sua aplicação deve ocorrer apenas sob rigorosa supervisão médica e terapêutica.

Bom saber

Controle de Impulsos

Um controle de impulsos aprimorado ajuda a resistir ao desejo de fumar e prevenir recaídas. É um componente importante para o sucesso na cessação do tabaco.

Flexibilidade Cognitiva

A flexibilidade cognitiva descreve a capacidade de pensar de forma flexível e encontrar novas soluções. No contexto da cessação do tabagismo, ela permite o desenvolvimento de novos comportamentos e a gestão de situações difíceis sem recorrer aos cigarros.

Terapia Psicodélica

A terapia psicodélica é uma abordagem que utiliza experiências psicodélicas controladas sob supervisão terapêutica para abrir novas perspectivas sobre o vício e promover a motivação para a mudança. Ela pode ajudar a quebrar padrões de pensamento e comportamentos relacionados ao tabagismo.

Reorientação Social

A reorientação social no contexto da cessação do tabaco envolve a configuração consciente do ambiente social para apoiar a liberdade do fumo e evitar recaídas. Como estudos mostram, as conexões sociais influenciam significativamente os hábitos de fumar, tanto no início do consumo quanto em fases posteriores [s126]. Redes sociais existentes podem, especialmente em fases de transição na vida, atuar tanto como obstáculos quanto como facilitadores no caminho para a tabakabstinenz [s126]. Ex-fumantes relatam, por exemplo, que relacionamentos sociais estáveis, que se distanciaram de círculos fumantes, contribuíram significativamente para seu sucesso [s126]. Uma reorientação desse tipo pode significar buscar novos contatos sociais que apoiem a liberdade do fumo ou reavaliar e, se necessário, mudar relacionamentos existentes. Isso não implica necessariamente uma ruptura completa com amigos ou familiares fumantes, mas sim um engajamento consciente com as próprias necessidades e limites. Isso pode significar criar situações em sociedade onde fumar não desempenha um papel ou falar abertamente sobre o desejo de apoio. A dinâmica social dentro de grupos também influencia o sucesso da cessação. Pesquisas sobre redes sociais de fumantes identificaram diferentes subgrupos com taxas de sucesso variadas na abstinência do tabaco [s127]. Enquanto um grupo era caracterizado por amplo apoio social, ainda assim não alcançou taxas ótimas de abstinência. Outro grupo, marcado por contato frequente com fumantes e níveis elevados de estresse, apresentou taxas de sucesso mais baixas [s127]. Essas descobertas destacam que a qualidade das interações sociais – e não apenas sua quantidade – é crucial. Um ambiente social positivo, que oferece compreensão e encorajamento, pode facilitar o processo de cessação. Por outro lado, o estresse e o contato constante com fumantes podem aumentar a probabilidade de recaídas. Portanto, a configuração consciente do ambiente social e a busca por relacionamentos de apoio

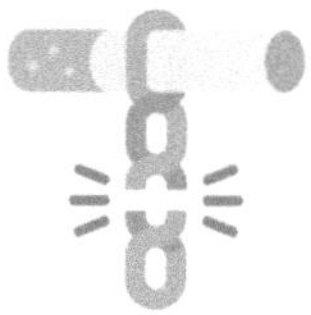

tornam-se cada vez mais importantes. Além do ambiente pessoal, normas sociais e stigmatisierung também desempenham um papel. Por exemplo, observa-se que em gestantes, a condenação social do fumo leva ao consumo oculto e dificulta o acesso a serviços de apoio [s128]. Aqui, fica claro que uma mudança na percepção social e uma abordagem aberta e livre de preconceitos sobre o tema do fumo são necessárias para facilitar o caminho dos afetados em direção à liberdade do fumo.

Bom saber

Estudos

Estudos científicos fornecem importantes insights sobre os fatores que influenciam o sucesso da cessação do fumo. Eles ajudam a desenvolver estratégias eficazes e aumentar as chances de sucesso.

Novas atividades sociais após parar de fumar

Distribuição do tempo gasto em novas atividades sociais após parar de fumar.

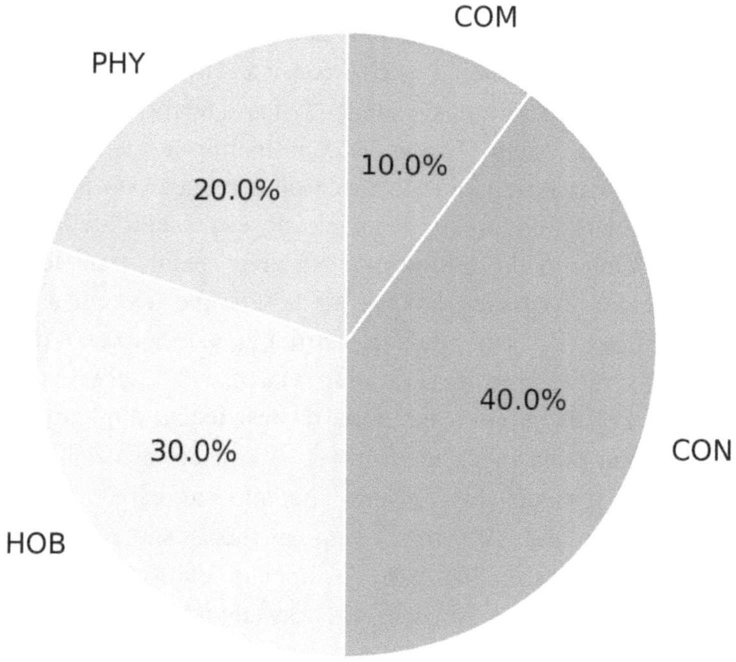

COM: Envolvimento com a comunidade   CON: Conectar-se com entes queridos

HOB: Hobbies e Interesses   PHY: Atividades Físicas

A maior parte do tempo é dedicada a 'Conectar-se com entes queridos', destacando a importância do apoio social durante esta transição. 'Hobbies e Interesses' e 'Atividades Físicas' também representam porções significativas, indicando uma mudança positiva em direção a escolhas de estilo de vida mais saudáveis. Embora o 'Envolvimento com a Comunidade' seja menor, ele ainda contribui para o bem-estar geral e a integração social. Esta distribuição sugere uma abordagem equilibrada para reconstruir a vida social após parar de fumar, com foco na realização pessoal e no fortalecimento dos relacionamentos.

Definição de metas de saúde

A definição de metas de saúde na cessação do tabagismo vai além de simplesmente parar de fumar e envolve toda a qualidade de vida. Serve como um compasso e motivação, especialmente quando o caminho para a tabakabstinenz se torna difícil. Uma estratégia eficaz consiste em dividir a definição de metas em diferentes áreas: saúde física, bem-estar psicológico e integração social. Metas físicas podem incluir a melhoria da função pulmonar, o aumento da aptidão física ou a redução do risco de câncer. Metas psicológicas envolvem o manejo do estresse, a melhoria do sono ou o fortalecimento da autoestima. Na área social, trata-se de manter relacionamentos existentes e construir novos que apoiem a abstinência do tabaco. Essa divisão ajuda a estruturar o complexo processo de cessação do tabagismo e a tornar visíveis os sucessos em áreas individuais. Por exemplo, a melhoria da resistência durante a prática de esportes – uma meta física mensurável – pode fortalecer a motivação e promover a persistência, mesmo quando a carga psicológica é temporariamente alta. A forma como as metas são definidas também influencia o sucesso. Em vez de apenas evitar o comportamento indesejado – fumar – devem ser formuladas metas positivas que direcionem o foco para os resultados desejados. "Quero poder respirar livremente novamente" é mais motivador do que "Não quero mais fumar". A inclusão de princípios de economia comportamental pode apoiar ainda mais a realização das metas [s129]. Assim como em pacientes com câncer, cuja motivação para o tratamento pode ser aumentada por incentivos direcionados, também na cessação do tabagismo podem ser utilizados reforços positivos.

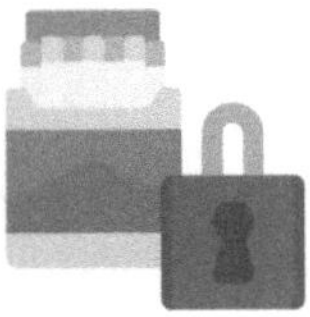

Pequenas recompensas por marcos alcançados, como um banho relaxante após uma semana sem fumar, podem promover a motivação e fortalecer a persistência. Acompanhamento ativo por profissionais de saúde, especialmente por prestadores de serviços treinados, é tão importante quanto na terapia do câncer, para superar barreiras individuais e promover a utilização de medidas de apoio [s129]. A inclusão do ambiente social desempenha um papel crucial. A comunicação aberta sobre as próprias metas e o pedido de apoio podem promover a compreensão e a motivação.

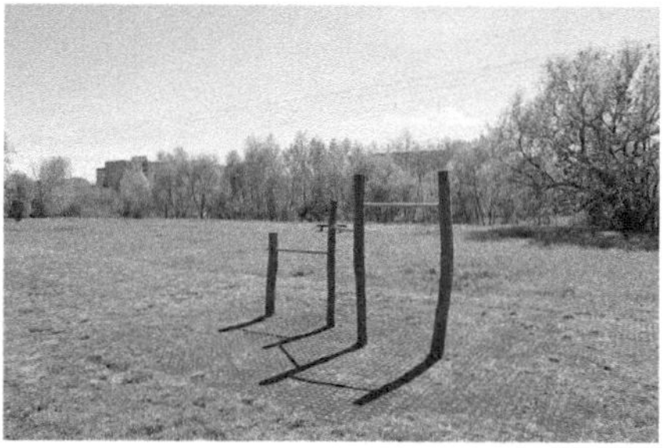

Aptidão física [i21]

Bom saber

Princípios de Economia Comportamental

Princípios de economia comportamental podem ser utilizados na cessação do tabagismo para aumentar a motivação e influenciar positivamente o comportamento. Sistemas de recompensa e incentivos direcionados podem facilitar o caminho para a abstinência do tabaco.

Qualidade de vida após parar de fumar

Ganho de qualidade de vida

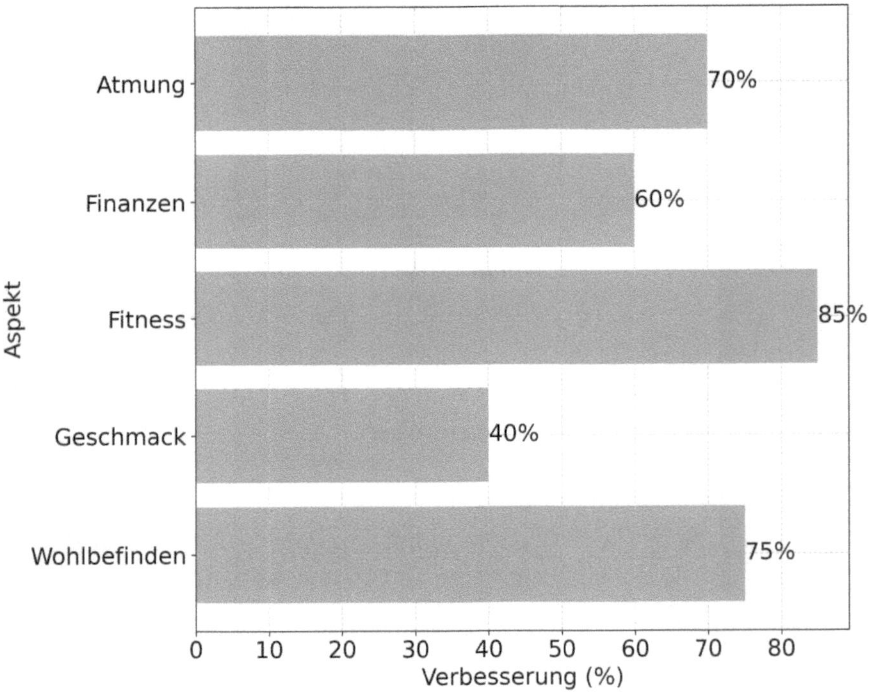

ATM: Atmung

FIN: Finanzen

FIT: Fitness

GES: Geschmack

WOH: Wohlbefinden

A qualidade de vida melhora significativamente em várias áreas após parar de fumar. A melhoria da aptidão física é particularmente notável, seguida pela melhoria da respiração e do bem-estar geral. A melhoria financeira também é perceptível, mas menos pronunciada do que os benefícios para a saúde.

Conselhos concretos

- Desenvolva seu lema pessoal de vida para o período após parar de fumar, que o lembre de sua nova liberdade.
- Crie uma "Árvore da Vida" visual e anote os frutos da sua liberdade do tabaco, como mais energia ou independência financeira.
- Desenhe seu "Mapa da Liberdade do Tabaco": Marque lugares que você deseja associar à sua nova vida saudável.
- Escreva um diálogo fictício entre seu "Eu Fumante" e seu "Eu Não Fumante" para entender e resolver os conflitos internos.
- Crie um "Quadro de Visão" para sua vida sem fumo: Colete imagens, citações e símbolos que visualizem seus objetivos e desejos.
- Desenvolva um "Manifesto da Liberdade do Tabaco": Formule seus princípios e compromissos para uma vida saudável e autônoma.
- Conte sua história de liberdade do tabaco: Compartilhe suas experiências e sucessos com os outros e os inspire.
- Encontre sua "Canção da Liberdade do Tabaco": Escolha uma música que você associe a sentimentos positivos e memórias de sua libertação do vício em nicotina.
- Desenvolva um "Ritual de Gratidão": Anote todas as noites três coisas pelas quais você é grato em relação à sua liberdade do tabaco.
- Crie um "Lugar de Força" na natureza: Visite esse lugar regularmente para recarregar suas energias e fortalecer sua conexão com a natureza.

Revisão - 5. Sem tabaco a longo prazo

Alcançar a liberdade sustentável do tabaco não se resume apenas a parar de fumar, mas sim a uma mudança abrangente no seu estilo de vida e na sua autoimagem. O caminho pode parecer desafiador, mas com as estratégias corretas e uma atitude positiva, você pode alcançar seus objetivos e levar uma vida mais saudável e plena. Primeiramente, é importante reconhecer os primeiros sinais de um possível retrocesso. Preste atenção a mudanças físicas e psicológicas, como aumento do apetite, inquietação, mas também a sutis alterações no seu humor ou na sua atitude em relação ao fumo. Analise suas situações de risco pessoais – como estresse, eventos sociais ou determinados horários do dia – e desenvolva, com antecedência, planos de ação concretos para esses momentos. Uma caminhada relaxante, uma ligação para uma pessoa de confiança ou um exercício de atenção plena podem ajudá-lo a superar o desejo antes que ele leve a um retrocesso.

O desenvolvimento de estratégias de emergência individuais é crucial para o sucesso a longo prazo. Elabore um plano de emergência pessoal que contenha instruções de ação concretas para diferentes desafios. Pense em quais atividades o ajudam em situações emocionalmente desgastantes, quais pensamentos o fortalecem quando a pressão da dependência aumenta e quais pessoas você pode contatar em caso de emergência. Treine comportamentos alternativos para situações de alto risco. Se você, por exemplo, estava acostumado a fumar um cigarro após as refeições, poderia, em vez disso, beber um chá de ervas ou comer uma fruta. A evitação de situações de alto risco e a aplicação de suas estratégias de emergência aumentam suas chances de permanecer livre do fumo a longo prazo.

Fortaleça sua autoconfiança, reconhecendo e valorizando conscientemente seus sucessos – não importa quão pequenos possam parecer. Cada dia sem fumar, cada ataque de desejo superado é um passo na direção certa. Recompense-se por seus progressos, documente suas conquistas em um diário ou aplicativo e busque feedback positivo do seu círculo social. O desenvolvimento de uma nova identidade como não fumante é uma parte importante desse processo. Reestruture suas rotinas e hábitos, encontre novas atividades que lhe tragam prazer e busque contatos sociais que apoiem sua liberdade do fumo. Exercícios de atenção plena podem ajudá-lo a aguçar sua autoconsciência e solidificar sua nova identidade.

O caminho para a liberdade sustentável do tabaco é um processo individual que requer tempo, paciência e comprometimento. Haverá desafios, mas não se deixe desanimar. Concentre-se em seus objetivos, utilize os recursos disponíveis e sinta-se orgulhoso de cada passo que você dá. Você tem o poder de mudar sua vida e levar uma vida mais saudável e livre do fumo. Invista em si mesmo – vale a pena!

Ofertas adicionais gratuitas planejadas

Temos o prazer de oferecer futuramente materiais complementares gratuitos para este livro:

- Um capítulo bônus exclusivo com conteúdo adicional
- Um resumo compacto de todo o livro em formato PDF
- Uma versão em radionovela (Em Planejamento)

A publicação destes materiais está prevista para 2025.
Sinta-se à vontade para visitar nosso site hoje mesmo. Assim que nosso serviço de newsletter for lançado (previsto para 2025), você poderá se registrar para receber atualizações e não perder nenhuma novidade sobre as ofertas adicionais gratuitas.

www.SaageBooks.com/pt/desmame_tabagico-bonus-1OCVPL

Caros leitores,

Nos sentimos profundamente honrados por terem dedicado tempo para ler nosso livro do início ao fim. Nosso maior desejo é fornecer insights valiosos e orientação prática. Sua confiança em nosso trabalho significa muito para nós. Esperamos que a leitura tenha sido enriquecedora para vocês. Se tiverem alguma dúvida ou sugestão, não hesitem em nos contactar através do nosso site.

Se gostaram deste livro, agradeceríamos muito uma avaliação honesta. Vocês podem facilmente deixar sua avaliação honesta na plataforma de vendas onde compraram o livro.
Obrigado pelo seu apoio!

Bendis Saage

Saage Media GmbH - Equipe

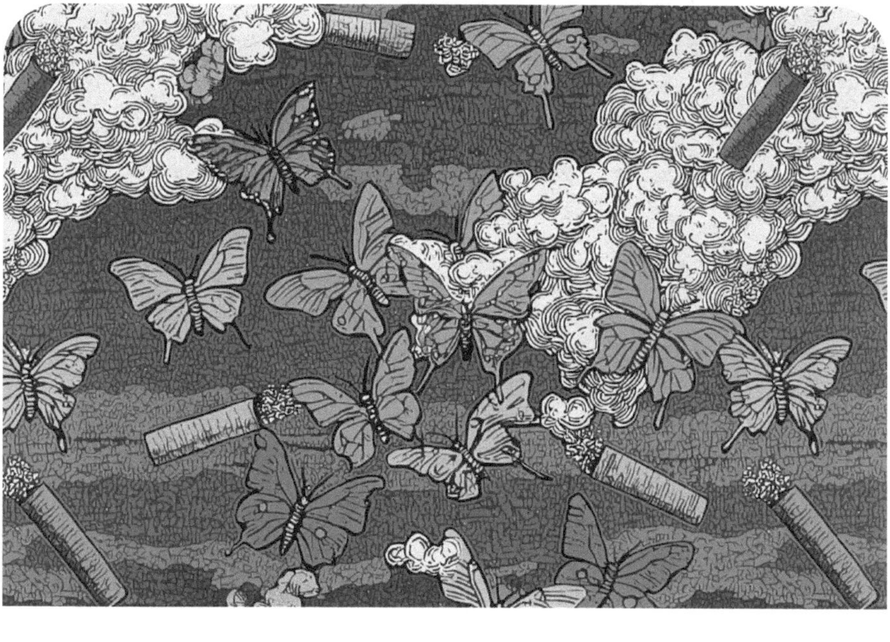

www.SaageBooks.com/pt

Descubra mais! O nosso site editorial oferece-lhe uma seleção diversificada de livros adicionais. Além de conteúdo gratuito e materiais bônus exclusivos, você encontrará informações detalhadas sobre nossas obras. Navegue pela nossa extensa oferta digital e inspire-se com experiências adicionais de leitura.

www.SaageBooks.com/pt

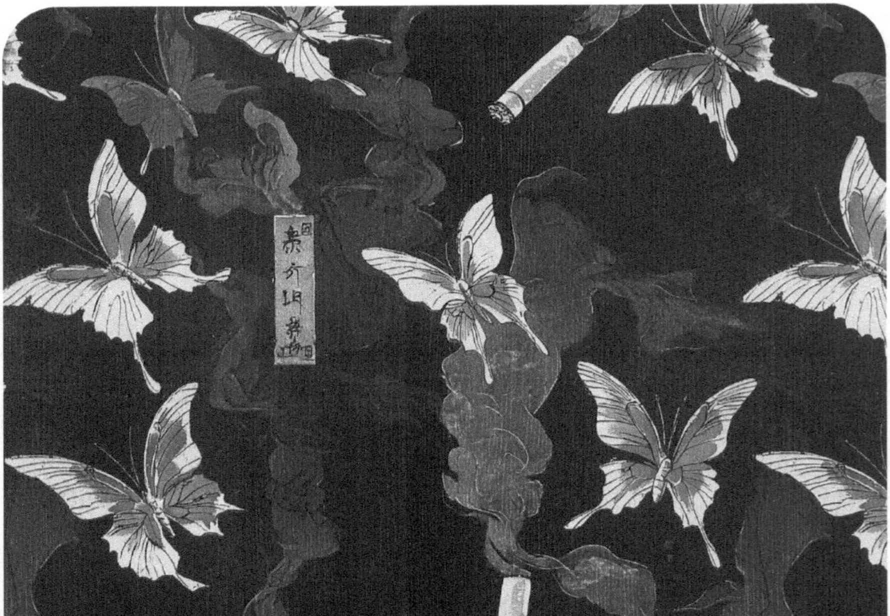

Fontes

Nossos sinceros agradecimentos a todos os autores das fontes científicas e não científicas citadas, aos operadores dos sites referenciados e aos criadores das imagens, gráficos e estudos utilizados, cujo valioso trabalho contribuiu para a criação deste livro.
Para mais informações, recomendamos visitar os sites das fontes.
Se descobrir erros de mapeamento ou outras inconsistências, entre em contato conosco.

Todas as fontes foram acessadas pela última vez em: 2025-02-11

[s1] - https://pmc.ncbi.nlm.nih.gov/articles/PMC2946180/

Autor:	Neal L Benowitz	**Título:**	Pharmacology of Nicotine: Addiction, Smoking-Induced Disease, and Therapeutics
por:	University of California, San Francisco	**DOI:**	10.1146/annurev.pharmtox.48.113006.094742
Data:	2009	**Site:**	PubMed Central (PMC)
Editora:	Annual review of pharmacology and toxicology		

[s2] - https://pmc.ncbi.nlm.nih.gov/articles/PMC2928221/

Autor:	Neal L Benowitz	**Título:**	Nicotine Addiction
por:	University of California, San Francisco	**DOI:**	10.1056/NEJMra0809890
Data:	2010 Jun 17	**Site:**	PubMed Central (PMC)
Editora:	The New England journal of medicine		

[s3] - https://www.ncbi.nlm.nih.gov/books/NBK555599/

Autor:	United States Public Health Service Office of the Surgeon General; National Center for Chronic Disease Prevention and Health Promotion (US) Office on Smoking and Health	**Título:**	New Biological Insights into Smoking Cessation
por:	US Department of Health and Human Services	**Data:**	2020
Site:	NCBI Bookshelf	**Editora:**	US Department of Health and Human Services

[s4] - https://pmc.ncbi.nlm.nih.gov/articles/PMC3025154/

Autor:	R C Jiloha	**Título:**	Biological basis of tobacco addiction: Implications for smoking-cessation treatment
por:	Department of Psychiatry, G. B. Pant Hospital, Maulana Azad Medical College and University of Delhi, India	**DOI:**	10.4103/0019-5545.74303
Data:	2010 Oct-Dec	**Site:**	PubMed Central (PMC)
Editora:	Indian Journal of Psychiatry		

[s5] - https://pmc.ncbi.nlm.nih.gov/articles/PMC7765398/

Autor:	Laurie Zawertailo, Sophia Attwells, Wayne K deRuiter, Thao Lan Le, Danielle Dawson, Peter Selby	**Título:**	Food Addiction and Tobacco Use Disorder: Common Liability and Shared Mechanisms
por:	University of Toronto; Centre for Addiction and Mental Health	**DOI:**	10.3390/nu12123834
Data:	2020 Dec 15	**Site:**	PubMed Central (PMC)
Editora:	Nutrients		

[s6] - https://pubmed.ncbi.nlm.nih.gov/33716514/

Autor:	Bucklin M	**Título:**	A 5-Factor Framework for Assessing Tobacco Use Disorder
DOI:	10.1177/1179173X21998355	**Data:**	02/26/2021
Site:	PubMed	**Editora:**	Tob Use Insights

[s7] - https://pubmed.ncbi.nlm.nih.gov/10973935/

Autor:	Quattrocki E; Baird A; Yurgelun-Todd D	**Título:**	Biological aspects of the link between smoking and depression
Data:	2000 Sep	**Site:**	PubMed
Editora:	Harv Rev Psychiatry		

[s8] - https://pmc.ncbi.nlm.nih.gov/articles/PMC3188825/

Autor:	Manoranjan S D'Souza, Athina Markou	**Título:**	Neuronal Mechanisms Underlying Development of Nicotine Dependence: Implications for Novel Smoking-Cessation Treatments
por:	University of California, San Diego	**Data:**	2011 Jul
Site:	PubMed Central (PMC)	**Editora:**	Addiction Science & Clinical Practice

[s9] - https://pmc.ncbi.nlm.nih.gov/articles/PMC3195407/

Autor:	J Audrain-McGovern, NL Benowitz	**Título:**	Cigarette Smoking, Nicotine, and Body Weight
DOI:	10.1038/clpt.2011.105	**Data:**	2011 Jun 1
Site:	PubMed Central (PMC)	**Editora:**	Clinical pharmacology and therapeutics

[s10] - https://pmc.ncbi.nlm.nih.gov/articles/PMC3025154/

Autor:	R C Jiloha	**Título:**	Biological basis of tobacco addiction: Implications for smoking-cessation treatment
por:	Department of Psychiatry, G. B. Pant Hospital, Maulana Azad Medical College and University of Delhi, India	**DOI:**	10.4103/0019-5545.74303
Data:	2010 Oct-Dec	**Site:**	PubMed Central (PMC)
Editora:	Indian Journal of Psychiatry		

[s11] - https://pmc.ncbi.nlm.nih.gov/articles/PMC2946180/
Autor: Neal L Benowitz
Título: Pharmacology of Nicotine: Addiction, Smoking-Induced Disease, and Therapeutics
por: University of California, San Francisco
DOI: 10.1146/annurev.pharmtox.48.113006.094742
Data: 2009
Site: PubMed Central (PMC)
Editora: Annual review of pharmacology and toxicology

[s12] - https://pmc.ncbi.nlm.nih.gov/articles/PMC6162172/
Autor: Lea M Martin, Michael A Sayette
Título: A Review of the Effects of Nicotine on Social Functioning
por: University of Pittsburgh
DOI: 10.1037/pha0000208
Data: 2018 Jun 28
Site: PubMed Central (PMC)
Editora: Experimental and clinical psychopharmacology

[s13] - https://nida.nih.gov/publications/research-reports/tobacco-nicotine-e-cigarettes/nicotine-addictive
Título: Tobacco, Nicotine, & E-Cigarettes
por: National Institute on Drug Abuse (NIDA)
Site: NIDA
Editora: NIDA

[s14] - https://pmc.ncbi.nlm.nih.gov/articles/PMC5490618/
Autor: Robert West
Título: Tobacco smoking: Health impact, prevalence, correlates and interventions
por: Department of Behavioural Science and Health, University College London, London, UK
DOI: 10.1080/08870446.2017.1325890
Data: 2017 May 28
Site: PubMed Central (PMC)
Editora: Psychology & Health

[s15] - https://pmc.ncbi.nlm.nih.gov/articles/PMC2897895/
Autor: R Kathryn McHugh, Bridget A Hearon, Michael W Otto
Título: Cognitive-Behavioral Therapy for Substance Use Disorders
por: Boston University
DOI: 10.1016/j.psc.2010.04.012
Data: 2010 Sep
Site: PubMed Central (PMC)

[s16] - https://pmc.ncbi.nlm.nih.gov/articles/PMC7611646/
Autor: Gemma MJ Taylor, Amanda L Baker, Nadine Fox, David S Kessler, Paul Aveyard, Marcus R Munafò
Título: Addressing concerns about smoking cessation and mental health: theoretical review and practical guide for healthcare professionals
DOI: 10.1192/bja.2020.52
Data: 2020 Sep 10
Site: PubMed Central (PMC)
Editora: BJPsych advances

[s17] - https://pmc.ncbi.nlm.nih.gov/articles/PMC8121093/

Autor:	Gemma MJ Taylor, Nicola Lindson, Amanda Farley, Andrea Leinberger-Jabari, Katherine Sawyer, Rebecca te Water Naudé, Annika Theodoulou, Naomi King, Chloe Burke, Paul Aveyard	**Título:**	Smoking cessation for improving mental health
por:	National Center for Biotechnology Information (NCBI)	**DOI:**	10.1002/14651858.CD013522.pub2
Data:	2021 Mar 9	**Site:**	PubMed Central (PMC)
Editora:	The Cochrane Database of Systematic Reviews		

[s18] - https://pmc.ncbi.nlm.nih.gov/articles/PMC7647439/

Autor:	Zev Schuman-Olivier, Marcelo Trombka, David A Lovas, Judson A Brewer, David R Vago, Richa Gawande, Julie P Dunne, Sara W Lazar, Eric B Loucks, Carl Fulwiler	**Título:**	Mindfulness and Behavior Change
DOI:	10.1097/HRP.0000000000000277	**Data:**	2020 Nov 6
Site:	PMC (PubMed Central)	**Editora:**	Harvard Review of Psychiatry

[s19] - https://pmc.ncbi.nlm.nih.gov/articles/PMC11508344/

Autor:	Julio A Camacho-Ruiz, Carmen M Galvez-Sánchez, Federica Galli, Rosa M Limiñana Gras	**Título:**	Patterns and Challenges in Help-Seeking for Addiction among Men: A Systematic Review
por:	PubMed Central (PMC)	**DOI:**	10.3390/jcm13206086
Data:	2024 Oct 12	**Site:**	pmc.ncbi.nlm.nih.gov
Editora:	Journal of Clinical Medicine		

[s20] - https://pmc.ncbi.nlm.nih.gov/articles/PMC6609869/

Autor:	J Hernigou, F Schuind	**Título:**	Tobacco and bone fractures: A review of the facts and issues that every orthopaedic surgeon should know
DOI:	10.1302/2046-3758.86.BJR-2018-0344.R1	**Data:**	2019 Jul 5
Site:	PubMed Central (PMC)	**Editora:**	Bone & Joint Research

[s21] - https://pmc.ncbi.nlm.nih.gov/articles/PMC4241583/

Autor:	Jodi C McDaniel, Kristine K Browning	**Título:**	Smoking, Chronic Wound Healing, and Implications for Evidence-Based Practice
por:	College of Nursing, The Ohio State University, Columbus. Clinical nursing College of Nursing, The Ohio State University, Columbus.	**DOI:**	10.1097/WON.0000000000000057
Data:	2014 Sep-Oct	**Site:**	PubMed Central (PMC)
Editora:	Journal of wound, ostomy, and continence nursing : official publication of The Wound, Ostomy and Continence Nurses Society / WOCN		

[s22] - https://pmc.ncbi.nlm.nih.gov/articles/PMC4601132/

Autor:	Rachna Begh, Nicola Lindson-Hawley, Paul Aveyard	**Título:**	Does reduced smoking if you can't stop make any difference?
por:	University of Oxford	**DOI:**	10.1186/s12916-015-0505-2
Data:	2015 Oct 12	**Site:**	PubMed Central (PMC)
Editora:	BMC Medicine		

[s23] - https://pmc.ncbi.nlm.nih.gov/articles/PMC3389568/

Autor:	Jesse Oliver Tweed, Stanley H Hsia, Kabirullah Lutfy, Theodore C Friedman	**Título:**	The endocrine effects of nicotine and cigarette smoke
por:	PubMed Central (PMC)	**DOI:**	10.1016/j.tem.2012.03.006
Data:	2012 May 2	**Site:**	PMC
Editora:	Trends in Endocrinology and Metabolism		

[s24] - https://pmc.ncbi.nlm.nih.gov/articles/PMC9875717/

Autor:	Sangeeta Gajendra, Scott McIntosh, Sucharu Ghosh	**Título:**	Effects of tobacco product use on oral health and the role of oral healthcare providers in cessation: A narrative review
por:	Eastman Institute for Oral Health, University of Rochester; Department of Public Health Sciences, University of Rochester; Arthur A. Dugoni School of Dentistry, University of the Pacific	**DOI:**	10.18332/tid/157203
Data:	2023 Jan 25	**Site:**	PubMed Central (PMC)
Editora:	Tobacco Induced Diseases		

[s25] - https://pmc.ncbi.nlm.nih.gov/articles/PMC10519547/

Autor:	Mueataz A Mahyoub, Sarah Al-Qurmoti, Ayesha Akram Rai, Mustafa Abbas, Majed Jebril, Mohammed Alnaggar, Shuixiang He	**Título:**	Adverse physiological effects of smoking cessation on the gastrointestinal tract: A review
por:	PubMed Central (PMC)	**DOI:**	10.1097/MD.0000000000035124
Data:	2023 Sep 22	**Site:**	PMC
Editora:	Medicine		

[s26] - https://pmc.ncbi.nlm.nih.gov/articles/PMC3162229/

Autor:	Geoffrey C Williams, Heather Patrick, Christopher P Niemiec, Richard M Ryan, Edward L Deci, Holly McGregor Lavigne	**Título:**	The Smoker's Health Project: A self-determination theory intervention to facilitate maintenance of tobacco abstinence
DOI:	10.1016/j.cct.2011.03.002	**Data:**	2011 Mar 5
Site:	PubMed Central (PMC)		

[s27] - https://pmc.ncbi.nlm.nih.gov/articles/PMC7309212/

Autor:	Federico Giulietti, Andrea Filipponi, Giulia Rosettani, Piero Giordano, Corrado Iacoacci, Francesco Spannella, Riccardo Sarzani	**Título:**	Pharmacological Approach to Smoking Cessation: An Updated Review for Daily Clinical Practice
por:	IRCCS INRCA, Ancona, Italy; Università Politecnica Delle Marche, Ancona, Italy	**DOI:**	10.1007/s40292-020-00396-9
Data:	2020 Jun 23	**Site:**	PubMed Central (PMC)
Editora:	High Blood Pressure & Cardiovascular Prevention		

[s28] - https://pmc.ncbi.nlm.nih.gov/articles/PMC6261256/

Autor:	Sara Kalkhoran, Neal L Benowitz, Nancy A Rigotti	**Título:**	Prevention and Treatment of Tobacco Use: JACC Health Promotion Series
DOI:	10.1016/j.jacc.2018.06.036	**Data:**	2018 Aug 28
Site:	PubMed Central (PMC)	**Editora:**	Journal of the American College of Cardiology

[s29] - https://pmc.ncbi.nlm.nih.gov/articles/PMC8121093/

Autor:	Gemma MJ Taylor, Nicola Lindson, Amanda Farley, Andrea Leinberger-Jabari, Katherine Sawyer, Rebecca te Water Naudé, Annika Theodoulou, Naomi King, Chloe Burke, Paul Aveyard	**Título:**	Smoking cessation for improving mental health
DOI:	10.1002/14651858.CD013522.pub2	**Data:**	2021 Mar 9
Site:	PubMed Central (PMC)	**Editora:**	The Cochrane Database of Systematic Reviews

[s30] - https://pmc.ncbi.nlm.nih.gov/articles/PMC6635501/

Autor:	Caitlin Notley, Sarah Gentry, Jonathan Livingstone-Banks, Linda Bauld, Rafael Perera, Jamie Hartmann-Boyce	**Título:**	Incentives for smoking cessation
DOI:	10.1002/14651858.CD004307.pub6	**Data:**	2019 Jul 17
Site:	PubMed Central (PMC)	**Editora:**	The Cochrane Database of Systematic Reviews

[s31] - https://nida.nih.gov/publications/research-reports/tobacco-nicotine-e-cigarettes/what-are-treatments-tobacco-dependence

Título:	What are Treatments for Tobacco Dependence?	**por:**	National Institute on Drug Abuse (NIDA)
Site:	NIDA		

[s32] - https://pubmed.ncbi.nlm.nih.gov/10681484/

Autor:	Balfour D;Benowitz N;Fagerström K; Kunze M;Keil U	**Título:**	Diagnosis and treatment of nicotine dependence with emphasis on nicotine replacement therapy. A status report
DOI:	10.1053/euhj.1999.1949	**Data:**	2000 Mar
Site:	PubMed	**Editora:**	Eur Heart J

[s33] - https://pubmed.ncbi.nlm.nih.gov/15023708/

Autor:	Lerman C; Kaufmann V; Rukstalis M; Patterson F; Perkins K; Audrain-McGovern J; Benowitz N	**Título:**	Individualizing nicotine replacement therapy for the treatment of tobacco dependence: a randomized trial
DOI:	10.7326/0003-4819-140-6-200403160-00009	**Data:**	03/16/2004
Site:	PubMed	**Editora:**	Ann Intern Med

[s34] - https://pubmed.ncbi.nlm.nih.gov/35584242/

Autor:	Patel SY;Wayne GF;Progovac AM; Flores M;Moyer M;Mullin B;Levy D; Saloner B;Cook BL.	**Título:**	Effects of Medicaid coverage on receipt of tobacco dependence treatment among Medicaid beneficiaries with substance use disorder - PubMed
por:	PubMed	**DOI:**	10.1111/1475-6773.14007
Data:	2022 Dec	**Site:**	PubMed
Editora:	Health Serv Res		

[s35] - https://pmc.ncbi.nlm.nih.gov/articles/PMC4824537/

Autor:	Timothy B Baker, Megan E Piper, James H Stein, Stevens S Smith, Daniel M Bolt, David L Fraser, Michael C Fiore	**Título:**	The Effects of the Nicotine Patch vs. Varenicline vs. Combination Nicotine Replacement Therapy on Smoking Cessation at 26 Weeks: A Randomized Controlled Trial
por:	University of Wisconsin School of Medicine and Public Health	**DOI:**	10.1001/jama.2015.19284
Data:	2016 Jan 26	**Site:**	PubMed Central (PMC)
Editora:	JAMA		

[s36] - https://pubmed.ncbi.nlm.nih.gov/32600406/

Autor:	Zawertailo L;Hendershot CS;Tyndale RF;Le Foll B;Samokhvalov AV; Thorpe KE;Pipe A;Reid RD;Selby P.	**Título:**	Personalized dosing of nicotine replacement therapy versus standard dosing for the treatment of individuals with tobacco dependence: study protocol for a randomized placebo-controlled trial
DOI:	10.1186/s13063-020-04532-7	**Data:**	06/29/2020
Site:	PubMed	**Editora:**	Trials

[s37] - https://pubmed.ncbi.nlm.nih.gov/15637394/

Autor:	Lerman C, Patterson F, Berrettini W	**Título:**	Treating tobacco dependence: state of the science and new directions
por:	PubMed	**DOI:**	10.1200/JCO.2005.04.058
Data:	01/10/2005	**Site:**	PubMed
Editora:	J Clin Oncol		

[s38] - https://nida.nih.gov/publications/research-reports/tobacco-nicotine-e-cigarettes/what-are-treatments-tobacco-dependence

Título:	What Are Treatments for Tobacco Dependence?	**por:**	National Institute on Drug Abuse (NIDA)
Site:	nida.nih.gov	**Editora:**	NIDA

[s39] - https://pmc.ncbi.nlm.nih.gov/articles/PMC7073926/
Autor: Gemma M J Taylor, Taha Itani, Kyla H Thomas, Dheeraj Rai, Tim Jones, Frank Windmeijer, Richard M Martin, Marcus R Munafò, Neil M Davies, Amy E Taylor
Título: Prescribing Prevalence, Effectiveness, and Mental Health Safety of Smoking Cessation Medicines in Patients With Mental Disorders
por: University of Bristol
DOI: 10.1093/ntr/ntz072
Data: 2019 Jul 10
Site: PubMed Central (PMC)
Editora: Nicotine & Tobacco Research

[s40] - https://pmc.ncbi.nlm.nih.gov/articles/PMC2518383/
Autor: Karl Fagerström, John Hughes
Título: Varenicline in the treatment of tobacco dependence
DOI: 10.2147/ndt.s927
Data: 2008 Apr
Site: PubMed Central (PMC)
Editora: Neuropsychiatric Disease and Treatment

[s41] - https://pubmed.ncbi.nlm.nih.gov/24372901/
Autor: Kotz D, Brown J, West R
Título: 'Real-world' effectiveness of smoking cessation treatments: a population study
por: National Center for Biotechnology Information
DOI: 10.1111/add.12429
Data: 2014 Mar
Site: PubMed
Editora: Addiction

[s42] - https://dx.doi.org/10.15585/mmwr.mm7329a1
Autor: Brenna VanFrank
Título: Adult Smoking Cessation — United States, 2022
por: Centers for Disease Control and Prevention (CDC)
DOI: 10.15585/mmwr.mm7329a1
Data: July 25, 2024
Site: MMWR (Morbidity and Mortality Weekly Report)
Editora: CDC

[s43] - https://pmc.ncbi.nlm.nih.gov/articles/PMC6400424/
Autor: Eva AM van Eerd, Regina M van der Meer, Onno CP van Schayck, Daniel Kotz
Título: Smoking cessation for people with chronic obstructive pulmonary disease
DOI: 10.1002/14651858.CD010744.pub2
Data: 2016 Aug 20
Site: PubMed Central (PMC)
Editora: The Cochrane Database of Systematic Reviews

[s44] - https://pmc.ncbi.nlm.nih.gov/articles/PMC2946180/
Autor: Neal L Benowitz
Título: Pharmacology of Nicotine: Addiction, Smoking-Induced Disease, and Therapeutics
por: University of California, San Francisco
DOI: 10.1146/annurev.pharmtox.48.113006.094742
Data: 2009
Site: PubMed Central (PMC)
Editora: Annual review of pharmacology and toxicology

[s45] - https://nida.nih.gov/publications/research-reports/tobacco-nicotine-e-cigarettes/what-are-treatments-tobacco-dependence

Título:	What are Treatments for Tobacco Dependence?	**por:**	National Institute on Drug Abuse (NIDA)
Site:	nida.nih.gov		

[s46] - https://nida.nih.gov/about-nida/noras-blog/2023/06/nida-supports-research-novel-approaches-smoking-cessation

Título:	NIDA Supports Research on Novel Approaches to Smoking Cessation	**por:**	National Institute on Drug Abuse (NIDA)
Data:	June 2023	**Site:**	nida.nih.gov
Editora:	National Institutes of Health (NIH)		

[s47] - https://pubmed.ncbi.nlm.nih.gov/35133411/

Autor:	Rigotti NA; Kruse GR; Livingstone-Banks J; Hartmann-Boyce J	**Título:**	Treatment of Tobacco Smoking: A Review
DOI:	10.1001/jama.2022.0395	**Data:**	02/08/2022
Site:	PubMed	**Editora:**	JAMA

[s48] - https://pmc.ncbi.nlm.nih.gov/articles/PMC6099309/

Autor:	Chandni Hindocha, Tom P Freeman, Meryem Grabski, Jack B Stroud, Holly Crudgington, Alan C Davies, Ravi K Das, William Lawn, Celia J A Morgan, H Valerie Curran	**Título:**	Cannabidiol reverses attentional bias to cigarette cues in a human experimental model of tobacco withdrawal
por:	University College London, National Addiction Centre, Institute of Psychiatry, Psychology and Neuroscience, King's College London, School of Experimental Psychology, University of Bristol, Psychopharmacology and Addiction Research Centre, University of Exeter	**DOI:**	10.1111/add.14243
Data:	2018 Jun 3	**Site:**	PubMed Central (PMC)
Editora:	Addiction (Abingdon, England)		

[s49] - https://pmc.ncbi.nlm.nih.gov/articles/PMC7297086/

Autor:	Jennifer B McClure, Jonathan Bricker, Kristin Mull, Jaimee L Heffner	**Título:**	Comparative Effectiveness of Group-Delivered Acceptance and Commitment Therapy versus Cognitive Behavioral Therapy for Smoking Cessation: A Randomized Controlled Trial
por:	Kaiser Permanente Washington Health Research Institute; Fred Hutchinson Cancer Research Center	**DOI:**	10.1093/ntr/nty268
Data:	2018 Dec 19	**Site:**	PubMed Central (PMC)
Editora:	Oxford University Press		

[s50] - https://pmc.ncbi.nlm.nih.gov/articles/PMC2666379/

Autor:	Michael J Zvolensky, Sherry H Stewart, Anka A Vujanovic, Dubravka Gavric, Dan Steeves	**Título:**	Anxiety sensitivity and anxiety and depressive symptoms in the prediction of early smoking lapse and relapse during smoking cessation treatment
DOI:	10.1093/ntr/ntn037	**Data:**	2009 Feb 23
Site:	PubMed Central (PMC)	**Editora:**	Nicotine & Tobacco Research

[s51] - https://pmc.ncbi.nlm.nih.gov/articles/PMC3910509/

Autor:	Kenneth A Perkins, Caryn Lerman	**Título:**	AN EFFICIENT EARLY PHASE 2 PROCEDURE TO SCREEN MEDICATIONS FOR EFFICACY IN SMOKING CESSATION
DOI:	10.1007/s00213-013-3364-6	**Data:**	2013 Dec 3
Site:	PubMed Central (PMC)		

[s52] - https://pmc.ncbi.nlm.nih.gov/articles/PMC7874528/

Autor:	Christine Vinci	**Título:**	Cognitive Behavioral and Mindfulness-Based Interventions for Smoking Cessation: a Review of the Recent Literature
por:	Moffitt Cancer Center	**DOI:**	10.1007/s11912-020-00915-w
Data:	2020 May 16	**Site:**	PubMed Central (PMC)
Editora:	Current oncology reports		

[s53] - https://pmc.ncbi.nlm.nih.gov/articles/PMC7263424/

Autor:	Adrian R White, Hagen Rampes, Jian Ping Liu, Lindsay F Stead, John Campbell	**Título:**	Acupuncture and related interventions for smoking cessation
DOI:	10.1002/14651858.CD000009.pub4	**Data:**	2014 Jan 23
Site:	PubMed Central (PMC)	**Editora:**	The Cochrane Database of Systematic Reviews

[s54] - https://www.ncbi.nlm.nih.gov/books/NBK64116/

Título:	4 Physical Detoxification Services for Withdrawal From Specific Substances	**por:**	Substance Abuse and Mental Health Services Administration (US)
Data:	2006	**Site:**	NCBI Bookshelf

[s55] - https://pmc.ncbi.nlm.nih.gov/articles/PMC6339342/

Autor:	Mona Hersi, Gregory Traversy, Brett D Thombs, Andrew Beck, Becky Skidmore, Stéphane Groulx, Eddy Lang, Donna L Reynolds, Brenda Wilson, Steven L Bernstein, Peter Selby, Stephanie Johnson-Obaseki, Douglas Manuel, Smita Pakhale, Justin Presseau, Susan Courage, Brian Hutton, Beverley J Shea, Vivian Welch, Matt Morrow, Julian Little, Adrienne Stevens	**Título:**	Effectiveness of stop smoking interventions among adults: protocol for an overview of systematic reviews and an updated systematic review
DOI:	10.1186/s13643-018-0928-x	**Data:**	2019 Jan 19
Site:	PubMed Central (PMC)	**Editora:**	Systematic Reviews

[s56] - https://www.nccih.nih.gov/health/quitting-smoking

Título:	Quitting Smoking With Complementary Health Approaches	**por:**	U.S. National Institutes of Health
Site:	NCCIH		

[s57] - https://pmc.ncbi.nlm.nih.gov/articles/PMC10647068/

Autor:	Chun-Li Lu, Xin-Yan Jin, Qian-Yun Wang, Xiao-Ying Chen, Ruo-Xiang Zheng, Chao-Jie Wang, Jing-Jing Jiang, Shu-Yu Qiao, Si-Hong Yang, Wei-Han Zhang, Si-Yi Chen, Jia-Xuan Li, Xue-Han Liu, Yu-Si Suo, Jian-Hua Wang, Xue Xue, Li-Rong Liang, Nicola Robinson, Jian-Ping Liu	**Título:**	Traditional Chinese medicine for smoking cessation: An umbrella review of systematic reviews and meta-analysis of randomized controlled trials
DOI:	10.18332/tid/174090	**Data:**	2023 Nov 15
Site:	PubMed Central (PMC)	**Editora:**	Tobacco Induced Diseases

[s58] - https://pmc.ncbi.nlm.nih.gov/articles/PMC10624982/

Autor:	Zhao Liu, Rui Qin, Xue-Jun Hu, Li-Jun Liu, Su-Qin Xu, Guo-Chao Shi, Hong Zhou, Jing Bai, Chun-Mei Zhang, Yong Qi, Wei Zhou, Shu-Hua Lan, Jin Tong, Tong-Sheng Su, Qiang Wang, Xin-Yan Yang, De-Jun Sun, Li-Ming Zhu, Xiao-Yang Chen, Hong Chen, Yu-Peng Xie, Zhi-Hua Xiao, Yan-Bin Chen, Bo Zhao, Qiu-Ge Wu, Wen-Li Chen, Dong-Yan Li, Hongbo Liu, An-Qi Cheng, Zi-Yang Cui, Liang Zhao, Jin-Xuan Li, Xiao-Wen Wei	**Título:**	Real-world tobacco cessation practice in China: findings from the prospective, nationwide multicenter China National Tobacco Cessation Cohort Study (CNTCCS)
Site:	PMC		

[s59] - https://nida.nih.gov/publications/research-reports/tobacco-nicotine-e-cigarettes/what-are-treatments-tobacco-dependence

Título:	What Are Treatments for Tobacco Dependence?	**por:**	National Institute on Drug Abuse (NIDA)
Site:	nida.nih.gov	**Editora:**	NIDA

[s60] - https://www.nccih.nih.gov/health/providers/digest/complementary-health-approaches-for-smoking-cessation-science

Título:	Complementary Health Approaches for Smoking Cessation: What the Science Says	**por:**	National Center for Complementary and Integrative Health (NCCIH), NIH
Site:	nccih.nih.gov		

[s61] - https://pmc.ncbi.nlm.nih.gov/articles/PMC3770754/

Autor:	Laura Carim-Todd, Suzanne H Mitchell, Barry S Oken	**Título:**	Mind-body practices: an alternative, drug-free treatment for smoking cessation? A systematic review of the literature
por:	Oregon Health & Science University (OHSU)	**DOI:**	10.1016/j.drugalcdep.2013.04.014
Data:	2013 May 8	**Site:**	PubMed Central (PMC)
Editora:	Drug and alcohol dependence		

[s62] - https://pmc.ncbi.nlm.nih.gov/articles/PMC9009295/

Autor:	Sarah Jackson, Jamie Brown, Emma Norris, Jonathan Livingstone-Banks, Emily Hayes, Nicola Lindson	**Título:**	Mindfulness for smoking cessation
por:	University College London, Brunel University London, Nuffield Department of Primary Care Health Sciences, University of Oxford, Centre for Behaviour Change	**DOI:**	10.1002/14651858.CD013696.pub2
Data:	2022 Apr 14	**Site:**	PubMed Central (PMC)
Editora:	The Cochrane Database of Systematic Reviews		

[s63] - https://pmc.ncbi.nlm.nih.gov/articles/PMC8121093/

Autor:	Gemma MJ Taylor, Nicola Lindson, Amanda Farley, Andrea Leinberger-Jabari, Katherine Sawyer, Rebecca te Water Naudé, Annika Theodoulou, Naomi King, Chloe Burke, Paul Aveyard	**Título:**	Smoking cessation for improving mental health
por:	University of Bath, University of Oxford, University of Birmingham, New York University Abu Dhabi	**DOI:**	10.1002/14651858.CD013522.pub2
Data:	2021 Mar 9	**Site:**	PubMed Central (PMC)
Editora:	The Cochrane Database of Systematic Reviews		

[s64] -
https://nida.nih.gov/publications/research-reports/tobacco-nicotine-e-cigarettes/what-are-treatments-tobacco-dependence

Título:	What Are Treatments for Tobacco Dependence?	**por:**	National Institute on Drug Abuse (NIDA)
Site:	nida.nih.gov	**Editora:**	National Institute on Drug Abuse (NIDA)

[s65] - https://pmc.ncbi.nlm.nih.gov/articles/PMC7874528/

Autor:	Christine Vinci	**Título:**	Cognitive Behavioral and Mindfulness-Based Interventions for Smoking Cessation: a Review of the Recent Literature
por:	Moffitt Cancer Center	**DOI:**	10.1007/s11912-020-00915-w
Data:	2020 May 16	**Site:**	PubMed Central (PMC)
Editora:	Current oncology reports		

[s66] - https://www.ncbi.nlm.nih.gov/books/NBK63957/

Autor:	Tobacco Use and Dependence Guideline Panel	**Título:**	Glossary - Treating Tobacco Use and Dependence: 2008 Update
por:	US Department of Health and Human Services	**Data:**	2008/05
Site:	NCBI Bookshelf	**Editora:**	US Department of Health and Human Services

[s67] - https://pmc.ncbi.nlm.nih.gov/articles/PMC9009295/

Autor:	Sarah Jackson, Jamie Brown, Emma Norris, Jonathan Livingstone-Banks, Emily Hayes, Nicola Lindson	**Título:**	Mindfulness for smoking cessation
DOI:	10.1002/14651858.CD013696.pub2	**Data:**	2022 Apr 14
Site:	PubMed Central (PMC)	**Editora:**	The Cochrane Database of Systematic Reviews

[s68] - https://pmc.ncbi.nlm.nih.gov/articles/PMC6464070/

Autor:	Lindsay F Stead, Allison J Carroll, Tim Lancaster	**Título:**	Group behaviour therapy programmes for smoking cessation
por:	University of Oxford, Nuffield Department of Primary Care Health Sciences; Northwestern University Feinberg School of Medicine, Department of Preventive Medicine	**DOI:**	10.1002/14651858.CD001007.pub3
Data:	2017 Mar 31	**Site:**	PMC (PubMed Central)
Editora:	The Cochrane Database of Systematic Reviews		

[s69] - https://pmc.ncbi.nlm.nih.gov/articles/PMC4562427/

Autor:	Nancy A Rigotti	**Título:**	Strategies to Help a Smoker Who is Struggling to Quit
DOI:	10.1001/jama.2012.13043	**Data:**	2012 Oct 17
Site:	PubMed Central (PMC)	**Editora:**	JAMA

[s70] - https://pmc.ncbi.nlm.nih.gov/articles/PMC6400424/

Autor:	Eva AM van Eerd, Regina M van der Meer, Onno CP van Schayck, Daniel Kotz	**Título:**	Smoking cessation for people with chronic obstructive pulmonary disease
por:	CAPHRI School for Public Health and Primary Care, Maastricht University Medical Centre, Department of Family Medicine, Maastricht, Netherlands; Public Health Service of Haaglanden, Epidemiology, The Hague, Netherlands; Maastricht University (CAPHRI), Department of Family Medicine, Maastricht, Netherlands; Heinrich-Heine-University, Institute of General Practice, Addiction Research and Clinical Epidemiology, Medical Faculty, Düsseldorf, Germany	**DOI:**	10.1002/14651858.CD010744.pub2
Data:	2016 Aug 20	**Site:**	PubMed Central (PMC)
Editora:	The Cochrane Database of Systematic Reviews		

[s71] - https://pmc.ncbi.nlm.nih.gov/articles/PMC6819982/

Autor:	Michael H Ussher, Guy E J Faulkner, Kathryn Angus, Jamie Hartmann-Boyce, Adrian H Taylor	**Título:**	Exercise interventions for smoking cessation
DOI:	10.1002/14651858.CD002295.pub6	**Data:**	2019 Oct 30
Site:	PubMed Central (PMC)	**Editora:**	The Cochrane Database of Systematic Reviews

[s72] - https://pmc.ncbi.nlm.nih.gov/articles/PMC6464070/

Autor:	Lindsay F Stead, Allison J Carroll, Tim Lancaster	**Título:**	Group behaviour therapy programmes for smoking cessation
DOI:	10.1002/14651858.CD001007.pub3	**Data:**	2017 Mar 31
Site:	PubMed Central (PMC)	**Editora:**	The Cochrane Database of Systematic Reviews

[s73] - https://nida.nih.gov/publications/research-reports/tobacco-nicotine-e-cigarettes/what-are-treatments-tobacco-dependence

Título:	What Are Treatments for Tobacco Dependence?	**por:**	National Institute on Drug Abuse (NIDA)
Site:	National Institute on Drug Abuse (NIDA)	**Editora:**	National Institutes of Health (NIH)

[s74] - https://pmc.ncbi.nlm.nih.gov/articles/PMC8121093/

Autor:	Gemma MJ Taylor, Nicola Lindson, Amanda Farley, Andrea Leinberger-Jabari, Katherine Sawyer, Rebecca te Water Naudé, Annika Theodoulou, Naomi King, Chloe Burke, Paul Aveyard	**Título:**	Smoking cessation for improving mental health
por:	National Center for Biotechnology Information (NCBI)	**DOI:**	10.1002/14651858.CD013522.pub2
Data:	2021 Mar 9	**Site:**	PubMed Central (PMC)
Editora:	The Cochrane Database of Systematic Reviews		

[s75] - https://pmc.ncbi.nlm.nih.gov/articles/PMC3304243/

Autor:	Beth C Bock, Joseph L Fava, Ronnesia Gaskins, Kathleen M Morrow, David M Williams, Ernestine Jennings, Bruce M Becker, Geoffrey Tremont, Bess H Marcus	**Título:**	Yoga as a Complementary Treatment for Smoking Cessation in Women
por:	National Center for Biotechnology Information (NCBI)	**DOI:**	10.1089/jwh.2011.2963
Data:	2012 Feb	**Site:**	PubMed Central (PMC)
Editora:	Journal of Women's Health		

[s76] - https://pmc.ncbi.nlm.nih.gov/articles/PMC2897895/

Autor:	R Kathryn McHugh, Bridget A Hearon, Michael W Otto	**Título:**	Cognitive-Behavioral Therapy for Substance Use Disorders
por:	Boston University	**DOI:**	10.1016/j.psc.2010.04.012
Data:	2010 Sep	**Site:**	PubMed Central (PMC)
Editora:	The Psychiatric clinics of North America		

[s77] - https://pmc.ncbi.nlm.nih.gov/articles/PMC3150158/

Autor:	Debra Umberson, Jennifer Karas Montez	**Título:**	Social Relationships and Health: A Flashpoint for Health Policy
por:	National Center for Biotechnology Information (NCBI)	**DOI:**	10.1177/0022146510383501
Data:	2010	**Site:**	PubMed Central (PMC)
Editora:	Journal of health and social behavior		

[s78] - https://pmc.ncbi.nlm.nih.gov/articles/PMC4158844/
Autor: Dennis C Daley
Título: Family and social aspects of substance use disorders and treatment
por: Addiction Medicine Services, Western Psychiatric Institute and Clinic, Pittsburgh, PA, USA
DOI: 10.1016/j.jfda.2013.09.038
Data: 2013 Dec
Site: PMC
Editora: Journal of food and drug analysis

[s79] - https://www.ncbi.nlm.nih.gov/books/NBK585650/
Autor: Jorunn Drageset
Título: Social Support
por: National Center for Biotechnology Information (NCBI)
DOI: 10.1007/978-3-030-63135-2_11
Data: 2021/03/12
Site: NCBI Bookshelf
Editora: Springer

[s80] - https://pmc.ncbi.nlm.nih.gov/articles/PMC3518627/
Autor: Rennie Negron, Anika Martin, Meital Almog, Amy Balbierz, Elizabeth A Howell
Título: Social support during the postpartum period: Mothers' views on needs, expectations, and mobilization of support
por: National Center for Biotechnology Information (NCBI)
DOI: 10.1007/s10995-012-1037-4
Data: 2013 May
Site: PubMed Central (PMC)
Editora: Springer

[s81] - https://pmc.ncbi.nlm.nih.gov/articles/PMC4869534/
Autor: Ann W Nguyen, Linda M Chatters, Robert Joseph Taylor, Dawne M Mouzon
Título: Social Support from Family and Friends and Subjective Well-Being of Older African Americans
DOI: 10.1007/s10902-015-9626-8
Data: 2015 Mar 15
Site: PubMed Central (PMC)
Editora: Journal of happiness studies

[s82] - https://pmc.ncbi.nlm.nih.gov/articles/PMC5104348/
Autor: Bridgette E Garrett, Shanta R Dube, Stephen Babb, Tim McAfee
Título: Addressing the Social Determinants of Health to Reduce Tobacco-Related Disparities
por: Office on Smoking and Health, Centers for Disease Control and Prevention, Atlanta, GA; Division of Epidemiology and Biostatistics, Georgia State University, Atlanta, GA
DOI: 10.1093/ntr/ntu266
Data: 2014 Dec 16
Site: PubMed Central (PMC)

[s83] - https://pmc.ncbi.nlm.nih.gov/articles/PMC6612927/
Autor: Lionel Pourtau, Elise Martin, Gwenn Menvielle, Fabienne El Khoury-Lesueur, Maria Melchior
Título: To smoke or not to smoke? A qualitative study among young adults
DOI: 10.1016/j.pmedr.2019.100927
Data: 2019 Jun 22
Site: PubMed Central (PMC)
Editora: Preventive Medicine Reports

[s84] - https://pmc.ncbi.nlm.nih.gov/articles/PMC6486126/
Autor: Malgorzata M Bala, Lukasz Strzeszynski, Roman Topor-Madry
Título: Mass media interventions for smoking cessation in adults
DOI: 10.1002/14651858.CD004704.pub4
Data: 2017 Nov 21
Site: PubMed Central (PMC)
Editora: The Cochrane Database of Systematic Reviews

[s85] - https://www.ncbi.nlm.nih.gov/books/NBK99236/

Autor:	National Center for Chronic Disease Prevention and Health Promotion (US) Office on Smoking and Health	**Título:**	Social, Environmental, Cognitive, and Genetic Influences on the Use of Tobacco Among Youth
por:	Centers for Disease Control and Prevention (US)	**Data:**	2012
Site:	NCBI Bookshelf	**Editora:**	Centers for Disease Control and Prevention (US)

[s86] - https://pmc.ncbi.nlm.nih.gov/articles/PMC6459678/

Autor:	Julia N Soulakova, Chiung-Ya Tang, Selena A Leonardo, Lindsay A Taliaferro	**Título:**	Motivational Benefits of Social Support and Behavioural Interventions for Smoking Cessation
por:	University of Central Florida	**DOI:**	10.1017/jsc.2017.26
Data:	2018 Jan 21	**Site:**	PubMed Central (PMC)
Editora:	Cambridge University Press		

[s87] - https://pmc.ncbi.nlm.nih.gov/articles/PMC6720923/

Autor:	Floor A van den Brand, Puck Nagtzaam, Gera E Nagelhout, Bjorn Winkens, Constant P van Schayck	**Título:**	The Association of Peer Smoking Behavior and Social Support with Quit Success in Employees Who Participated in a Smoking Cessation Intervention at the Workplace
por:	Maastricht University, IVO Research Institute, National Center for Biotechnology Information (NCBI), National Library of Medicine (NLM), National Institutes of Health (NIH), HHS, USA.gov	**DOI:**	10.3390/ijerph16162831
Data:	2019 Aug 8	**Site:**	PubMed Central (PMC)
Editora:	MDPI		

[s88] - https://pmc.ncbi.nlm.nih.gov/articles/PMC5052086/

Autor:	Anne Saw, Debora Paterniti, Lei-Chun Fung, Janice Y Tsoh, Moon S Chen, Jr, Elisa Tong	**Título:**	Social Environmental Influences on Smoking and Cessation: Qualitative Perspectives among Chinese-Speaking Smokers and Nonsmokers in California
DOI:	10.1007/s10903-016-0358-6	**Data:**	2017 Dec
Site:	PubMed Central (PMC)	**Editora:**	Journal of immigrant and minority health

[s89] - https://pmc.ncbi.nlm.nih.gov/articles/PMC4511598/

Autor:	Susan E Short, Stefanie Mollborn	**Título:**	Social Determinants and Health Behaviors: Conceptual Frames and Empirical Advances
DOI:	10.1016/j.copsyc.2015.05.002	**Data:**	2015 Oct
Site:	PubMed Central (PMC)		

[s90] - https://pmc.ncbi.nlm.nih.gov/articles/PMC3490871/

Autor:	Wilma S Leslie, Preethi R Koshy, Mhairi Mackenzie, Heather M Murray, Susan Boyle, Michael EJ Lean, Andrew Walker, Catherine R Hankey	**Título:**	Changes in body weight and food choice in those attempting smoking cessation: a cluster randomised controlled trial
DOI:	10.1186/1471-2458-12-389	**Data:**	2012 May 29
Site:	PubMed Central (PMC)	**Editora:**	BMC Public Health

[s91] - https://pubmed.ncbi.nlm.nih.gov/9863851/

Autor:	Ornish D;Scherwitz LW;Billings JH; Brown SE;Gould KL;Merritt TA; Sparler S;Armstrong WT;Ports TA; Kirkeeide RL;Hogeboom C;Brand RJ.	**Título:**	Intensive lifestyle changes for reversal of coronary heart disease
DOI:	10.1001/jama.280.23.2001	**Data:**	12/16/1998
Site:	PubMed	**Editora:**	JAMA

[s92] - https://pmc.ncbi.nlm.nih.gov/articles/PMC6125029/

Autor:	Jenna Brinks, Amy Fowler, Barry A Franklin, Jassu Dulai	**Título:**	Lifestyle Modification in Secondary Prevention: Beyond Pharmacotherapy
por:	William Beaumont Hospital; Oakland University William Beaumont School of Medicine	**DOI:**	10.1177/1559827616651402
Data:	2016 Jul 8	**Site:**	PubMed Central (PMC)
Editora:	American Journal of Lifestyle Medicine		

[s93] - https://www.ncbi.nlm.nih.gov/books/NBK585052/

Autor:	Richa Patel, Reddog E. Sina, Daniel Keyes	**Título:**	Lifestyle Modification for Diabetes and Heart Disease Prevention
por:	StatPearls Publishing	**Data:**	2024/02/12
Site:	NCBI Bookshelf	**Editora:**	StatPearls Publishing

[s94] - https://pmc.ncbi.nlm.nih.gov/articles/PMC9736780/

Autor:	Christoph Schäfer, Gernot Keyßer	**Título:**	Lifestyle Factors and Their Influence on Rheumatoid Arthritis: A Narrative Review
DOI:	10.3390/jcm11237179	**Data:**	2022 Dec 2
Site:	PubMed Central (PMC)	**Editora:**	Journal of Clinical Medicine

[s95] - https://pmc.ncbi.nlm.nih.gov/articles/PMC2946180/

Autor:	Neal L Benowitz	**Título:**	Pharmacology of Nicotine: Addiction, Smoking-Induced Disease, and Therapeutics
por:	University of California, San Francisco	**DOI:**	10.1146/annurev.pharmtox.48.113006.094742
Data:	2009	**Site:**	PubMed Central (PMC)
Editora:	Annual review of pharmacology and toxicology		

[s96] - https://pmc.ncbi.nlm.nih.gov/articles/PMC7849885/
Autor: Lieke Agathe Dieleman, Petra G van Peet, Hedwig M M Vos
Título: Gender differences within the barriers to smoking cessation and the preferences for interventions in primary care a qualitative study using focus groups in The Hague, The Netherlands
por: Department of Public Health and Primary Care, LUMC, Leiden, The Netherlands
DOI: 10.1136/bmjopen-2020-042623
Data: 2021 Jan 29
Site: PubMed Central (PMC)
Editora: BMJ Open

[s97] - https://pmc.ncbi.nlm.nih.gov/articles/PMC6468133/
Autor: Alicia M Allen, Andrea H Weinberger, Reagan R Wetherill, Carol L Howe, Sherry A McKee
Título: Oral Contraceptives and Cigarette Smoking: A Review of the Literature and Future Directions
por: National Center for Biotechnology Information (NCBI)
DOI: 10.1093/ntr/ntx258
Data: 2017 Nov 18
Site: PMC (PubMed Central)
Editora: Oxford University Press

[s98] - https://pmc.ncbi.nlm.nih.gov/articles/PMC10704195/
Autor: Samantha G Farris, Jacqueline E Smith, Dana R Steinberg, Brianna R Altman, Geralyn M Lambert-Messerlian, Shira I Dunsiger, David M Williams, Michael E Saladin, Ana M Abrantes
Título: Methodological approach for an integrated female-specific study of anxiety and smoking comorbidity
DOI: 10.3389/fpsyt.2023.1267753
Data: 2023 Nov 24
Site: PubMed Central (PMC)
Editora: Frontiers in Psychiatry

[s99] - https://pmc.ncbi.nlm.nih.gov/articles/PMC7914272/
Autor: Mariel S Bello, Madalyn M Liautaud, Julianne T De La Cerda, Raina D Pang, Lara A Ray, Jasjit A Ahluwalia, Adam M Leventhal
Título: Association of Frequency of Perceived Exposure to Discrimination with Tobacco Withdrawal Symptoms and Smoking Lapse Behavior in African Americans
DOI: 10.1111/add.15238
Data: 2020 Oct 1
Site: PubMed Central (PMC)

[s100] - https://pmc.ncbi.nlm.nih.gov/articles/PMC5453845/
Autor: Erika Litvin Bloom, Rena R Wing, Christopher W Kahler, J Kevin Thompson, Sari Meltzer, Jacki Hecht, Haruka Minami, Lawrence H Price, Richard A Brown
Título: Distress Tolerance Treatment for Weight Concern in Smoking Cessation Among Women: The WE QUIT Pilot Study
DOI: 10.1177/0145445516683500
Data: 2016 Dec 27
Site: PubMed Central (PMC)
Editora: Behavior modification

[s101] - https://pmc.ncbi.nlm.nih.gov/articles/PMC9139838/

Autor: Chin-Wei Kuo, Chung-Fu Lin, Chuan-Yu Chen, Ru-Hsueh Wang, Chieh-Ying Chou, Hsiang-Ju Cheng, Jin-Shang Wu, Chang-Wen Chen, Chi-Chang Shieh, Tsung Yu
Título: Body-Weight Gain in Women During Smoking Cessation Is a Sex-Specific Predictor of 6-Month Abstinence: A Retrospective Cohort Study
por: National Cheng Kung University
DOI: 10.3389/fpubh.2022.872220
Data: 2022 May 13
Site: PubMed Central (PMC)
Editora: Frontiers in Public Health

[s102] - https://pmc.ncbi.nlm.nih.gov/articles/PMC3304243/

Autor: Beth C Bock, Joseph L Fava, Ronnesia Gaskins, Kathleen M Morrow, David M Williams, Ernestine Jennings, Bruce M Becker, Geoffrey Tremont, Bess H Marcus
Título: Yoga as a Complementary Treatment for Smoking Cessation in Women
por: National Center for Biotechnology Information (NCBI)
DOI: 10.1089/jwh.2011.2963
Data: 2012 Feb
Site: PubMed Central (PMC)
Editora: Journal of Women's Health

[s103] - https://pmc.ncbi.nlm.nih.gov/articles/PMC4008866/

Autor: Bonnie Spring, Neal Doran, Sherry Pagoto, Kristin Schneider, Regina Pingitore, Don Hedeker
Título: Randomized Controlled Trial for Behavioral Smoking and Weight Control Treatment: Effect of Concurrent versus Sequential Intervention
DOI: 10.1037/0022-006X.72.5.785
Data: 2004 Oct
Site: PubMed Central (PMC)

[s104] - https://pmc.ncbi.nlm.nih.gov/articles/PMC2860740/

Autor: Marney A White, Carlos M Grilo, Stephanie S O'Malley, Marc N Potenza
Título: Clinical Case Discussion: Binge Eating Disorder, Obesity and Tobacco Smoking
por: Yale University School of Medicine, Child Study Center
DOI: 10.1097/ADM.0b013e3181ce38c8
Data: 2010 Mar
Site: PubMed Central (PMC)
Editora: Journal of addiction medicine

[s105] - https://pmc.ncbi.nlm.nih.gov/articles/PMC10858725/

Autor: Chidera N Onwuzo, John Olukorode, Walid Sange, Dolapo A Orimoloye, Chidinma Udojike, Lisa Omoragbon, Abdulraheem E Hassan, David M Falade, Raymond Omiko, Oluwatobi S Odunaike, Paul A Adams-Momoh, Ehizobhen Addeh, Somtochukwu Onwuzo, Urim Joseph-Erameh
Título: A Review of Smoking Cessation Interventions: Efficacy, Strategies for Implementation, and Future Directions
DOI: 10.7759/cureus.52102
Data: 2024 Jan 11
Site: PubMed Central (PMC)
Editora: Cureus

[s106] - https://www.ncbi.nlm.nih.gov/books/NBK99236/

Autor:	National Center for Chronic Disease Prevention and Health Promotion (US) Office on Smoking and Health	**Título:**	Social, Environmental, Cognitive, and Genetic Influences on the Use of Tobacco Among Youth
por:	Centers for Disease Control and Prevention (US)	**Data:**	2012
Site:	NCBI Bookshelf	**Editora:**	Centers for Disease Control and Prevention (US)

[s107] - https://pmc.ncbi.nlm.nih.gov/articles/PMC5525143/

Autor:	Kristi E Gamarel, Torsten B Neilands, Amy A Conroy, Samantha E Dilworth, Nadra Lisha, Jonelle M Taylor, Lynae A Darbes, Mallory O Johnson	**Título:**	A longitudinal study of persistent smoking among HIV-positive gay and bisexual men in primary relationships
DOI:	10.1016/j.addbeh.2016.11.019	**Data:**	2016 Nov 18
Site:	PubMed Central (PMC)	**Editora:**	Addictive behaviors

[s108] - https://pmc.ncbi.nlm.nih.gov/articles/PMC6629417/

Autor:	Kooi-Yau Chean, Lee Gan Goh, Kah-Weng Liew, Chia-Chia Tan, Xin-Ling Choi, Kean-Chye Tan, Siew-Ting Ooi	**Título:**	Barriers to smoking cessation: a qualitative study from the perspective of primary care in Malaysia
DOI:	10.1136/bmjopen-2018-025491	**Data:**	2019 Jul 9
Site:	PubMed Central (PMC)	**Editora:**	BMJ Open

[s109] - https://pmc.ncbi.nlm.nih.gov/articles/PMC2826972/

Autor:	David Kalman, Sun Kim, Gregory DiGirolamo, David Smelson, Douglas Ziedonis	**Título:**	Addressing tobacco use disorder in smokers in early remission from alcohol dependence: the case for integrating smoking cessation services in substance use disorder treatment programs
por:	University Of Massachusetts School of Medicine, College of the Holy Cross, Edith Nourse Memorial Veterans Administration Medical Center	**DOI:**	10.1016/j.cpr.2009.08.009
Data:	2010 Feb	**Site:**	PMC (PubMed Central)

[s110] - https://pmc.ncbi.nlm.nih.gov/articles/PMC6686688/

Autor:	Amanda C Blok, Rajani S Sadasivam, Daniel J Amante, Ariana Kamberi, Julie Flahive, Jeanne Morley, Joseph Conigliaro, Thomas K Houston	**Título:**	Gamification to Motivate the Unmotivated Smoker: The "Take a Break" Digital Health Intervention
por:	PubMed Central (PMC)	**DOI:**	10.1089/g4h.2018.0076
Data:	2019 Aug 2	**Site:**	PMC
Editora:	Games For Health Journal		

[s111] - https://pmc.ncbi.nlm.nih.gov/articles/PMC8122290/

Autor:	Nikita B Rajani, Nikolaos Mastellos, Filippos T Filippidis	**Título:**	Self-Efficacy and Motivation to Quit of Smokers Seeking to Quit: Quantitative Assessment of Smoking Cessation Mobile Apps
por:	Department of Primary Care and Public Health, Imperial College London, London, United Kingdom	**DOI:**	10.2196/25030
Data:	2021 Apr 30	**Site:**	PubMed Central (PMC)
Editora:	JMIR mHealth and uHealth		

[s112] - https://pmc.ncbi.nlm.nih.gov/articles/PMC7309212/

Autor:	Federico Giulietti, Andrea Filipponi, Giulia Rosettani, Piero Giordano, Corrado Iacoacci, Francesco Spannella, Riccardo Sarzani	**Título:**	Pharmacological Approach to Smoking Cessation: An Updated Review for Daily Clinical Practice
DOI:	10.1007/s40292-020-00396-9	**Data:**	2020 Jun 23
Site:	PubMed Central (PMC)		

[s113] - https://pmc.ncbi.nlm.nih.gov/articles/PMC4553654/

Autor:	Steven M Melemis	**Título:**	Relapse Prevention and the Five Rules of Recovery
por:	Modern Therapies, Toronto, Ontario, Canada	**Data:**	2015 Sep 3
Site:	PubMed Central (PMC)	**Editora:**	The Yale Journal of Biology and Medicine

[s114] - https://pmc.ncbi.nlm.nih.gov/articles/PMC3829471/

Autor:	Chad J Gwaltney, Jane Metrik, Christopher W Kahler, Saul Shiffman	**Título:**	Self-Efficacy and Smoking Cessation: A Meta-Analysis
DOI:	10.1037/a0013529	**Data:**	2009 Mar
Site:	PubMed Central (PMC)		

[s115] - https://pmc.ncbi.nlm.nih.gov/articles/PMC6819982/

Autor:	Michael H Ussher, Guy E J Faulkner, Kathryn Angus, Jamie Hartmann-Boyce, Adrian H Taylor	**Título:**	Exercise interventions for smoking cessation
DOI:	10.1002/14651858.CD002295.pub6	**Data:**	2019 Oct 30
Site:	PubMed Central (PMC)	**Editora:**	The Cochrane Database of Systematic Reviews

[s116] - https://pmc.ncbi.nlm.nih.gov/articles/PMC4535933/

Autor:	N Herd, R Borland	**Título:**	The natural history of quitting smoking: findings from the International Tobacco Control (ITC) Four Country Survey
DOI:	10.1111/j.1360-0443.2009.02731.x	**Data:**	2009 Dec
Site:	PubMed Central (PMC)		

[s117] - https://pmc.ncbi.nlm.nih.gov/articles/PMC6372978/

Autor: Jonathan Livingstone-Banks, Emma Norris, Jamie Hartmann-Boyce, Robert West, Martin Jarvis, Peter Hajek
Título: Relapse prevention interventions for smoking cessation
por: University of Oxford, Nuffield Department of Primary Care Health Sciences, Oxford, UK; University College London, Centre for Behaviour Change, London, UK; University College London, Department of Behavioural Science and Health, London, UK; University College London, Health Behavior Research Centre of Cancer Research UK, Department of Epidemiology and Public Health, London, UK; Barts & The London School of Medicine and Dentistry, Queen Mary University of London, Wolfson Institute of Preventive Medicine, London, UK
DOI: 10.1002/14651858.CD003999.pub5
Data: 2019 Feb 13
Site: PubMed Central (PMC)
Editora: The Cochrane Database of Systematic Reviews

[s118] - https://pmc.ncbi.nlm.nih.gov/articles/PMC4014029/

Autor: James Bell (Kings Health Partners, London, SE5 8RS, UK)
Título: Pharmacological maintenance treatments of opiate addiction
DOI: 10.1111/bcp.12051
Data: 2014 Jan 22
Site: PubMed Central (PMC)
Editora: British Journal of Clinical Pharmacology

[s119] - https://pmc.ncbi.nlm.nih.gov/articles/PMC7647439/

Autor: Zev Schuman-Olivier, Marcelo Trombka, David A Lovas, Judson A Brewer, David R Vago, Richa Gawande, Julie P Dunne, Sara W Lazar, Eric B Loucks, Carl Fulwiler
Título: Mindfulness and Behavior Change
DOI: 10.1097/HRP.0000000000000277
Data: 2020 Nov 6
Site: PMC (PubMed Central)
Editora: Harvard Review of Psychiatry

[s120] - https://pmc.ncbi.nlm.nih.gov/articles/PMC7647439/

Autor: Zev Schuman-Olivier, Marcelo Trombka, David A Lovas, Judson A Brewer, David R Vago, Richa Gawande, Julie P Dunne, Sara W Lazar, Eric B Loucks, Carl Fulwiler
Título: Mindfulness and Behavior Change
DOI: 10.1097/HRP.0000000000000277
Data: 2020 Nov 6
Site: PMC (PubMed Central)

[s121] - https://pmc.ncbi.nlm.nih.gov/articles/PMC3646290/

Autor:	Surbhi Khanna, Jeffrey M Greeson	**Título:**	A Narrative Review of Yoga and Mindfulness as Complementary Therapies for Addiction
DOI:	10.1016/j.ctim.2013.01.008	**Data:**	2013 Feb 23
Site:	PubMed Central (PMC)	**Editora:**	Complementary therapies in medicine

[s122] - https://pmc.ncbi.nlm.nih.gov/articles/PMC11483257/

Autor:	Luz Adriana Bustamante Perez, Lucia Romo, Oulmann Zerhouni	**Título:**	Feasibility and Engagement of a Mobile App Preparation Program (Kwit) for Smoking Cessation in an Ecological Context: Quantitative Study
por:	University of Paris Nanterre; Inserm- Le Centre de Recherche en Epidé miologie et Santé des Populations; Université de Rouen	**DOI:**	10.2196/51025
Data:	2024 Oct 2	**Site:**	PubMed Central (PMC)
Editora:	JMIR mHealth and uHealth		

[s123] - https://pmc.ncbi.nlm.nih.gov/articles/PMC6635501/

Autor:	Caitlin Notley, Sarah Gentry, Jonathan Livingstone-Banks, Linda Bauld, Rafael Perera, Jamie Hartmann-Boyce	**Título:**	Incentives for smoking cessation
por:	National Center for Biotechnology Information (NCBI)	**DOI:**	10.1002/14651858.CD004307.pub6
Data:	2019 Jul 17	**Site:**	PubMed Central (PMC)
Editora:	The Cochrane Database of Systematic Reviews		

[s124] - https://pmc.ncbi.nlm.nih.gov/articles/PMC7647439/

Autor:	Zev Schuman-Olivier, Marcelo Trombka, David A Lovas, Judson A Brewer, David R Vago, Richa Gawande, Julie P Dunne, Sara W Lazar, Eric B Loucks, Carl Fulwiler	**Título:**	Mindfulness and Behavior Change
DOI:	10.1097/HRP.0000000000000277	**Data:**	2020 Nov 6
Site:	PMC		

[s125] - https://pmc.ncbi.nlm.nih.gov/articles/PMC10291338/

Autor:	Rayyan Zafar, Maxim Siegel, Rebecca Harding, Tommaso Barba, Claudio Agnorelli, Shayam Suseelan, Leor Roseman, Matthew Wall, David John Nutt, David Erritzoe	**Título:**	Psychedelic therapy in the treatment of addiction: the past, present and future
por:	Centre for Psychedelic Research, Department of Brain Sciences, Faculty of Medicine, Imperial College London; Neuropsychopharmacology Unit, Department of Brain Sciences, Faculty of Medicine, Imperial College London; Clinical Psychopharmacology Unit, University College London; Invicro, London	**DOI:**	10.3389/fpsyt.2023.1183740
Data:	2023 Jun 12	**Site:**	PubMed Central (PMC)
Editora:	Frontiers in Psychiatry		

[s126] - https://pmc.ncbi.nlm.nih.gov/articles/PMC6941891/

Autor:	Mieke Beth Thomeer, Elaine Hernandez, Debra Umberson, Patricia A Thomas	**Título:**	Influence of Social Connections on Smoking Behavior across the Life Course
DOI:	10.1016/j.alcr.2019.100294	**Data:**	2019 Jul 2
Site:	PubMed Central (PMC)		

[s127] - https://pmc.ncbi.nlm.nih.gov/articles/PMC6134402/

Autor:	Albert J Burgess-Hull, Linda J Roberts, Megan E Piper, Timothy B Baker	**Título:**	The Social Networks of Smokers Attempting to Quit: An Empirically Derived and Validated Classification
por:	University of Wisconsin-Madison	**DOI:**	10.1037/adb0000336
Data:	2017 Dec 18	**Site:**	PubMed Central (PMC)

[s128] - https://pmc.ncbi.nlm.nih.gov/articles/PMC7043392/

Autor:	Aimee Grant, Melanie Morgan, Dunla Gallagher, Dawn Mannay	**Título:**	Smoking during pregnancy, stigma and secrets: Visual methods exploration in the UK
por:	Qualitative Research Group, Centre for Trials Research, Cardiff University; Centre for Public Health, Institute of Clinical Sciences, Queen's University Belfast; School of Social Sciences, Cardiff University	**DOI:**	10.1016/j.wombi.2018.11.012
Data:	2020 Feb	**Site:**	PubMed Central (PMC)

[s129] - https://pmc.ncbi.nlm.nih.gov/articles/PMC10552951/

Autor:	Brian P Jenssen, Robert Schnoll, Rinad S Beidas, Justin Bekelman, Anna-Marika Bauer, Sarah Evers-Casey, Tierney Fisher, Callie Scott, Jody Nicoloso, Peter Gabriel, David A Asch, Alison M Buttenheim, Jessica Chen, Julissa Melo, Dwayne Grant, Michael Horst, Randall Oyer, Lawrence N Shulman, Alicia BW Clifton, Adina Lieberman, Tasnim Salam, Katharine A Rendle, Krisda H Chaiyachati, Rachel C Shelton, Oluwadamilola Fayanju, E Paul Wileyto, Sue Ware, Daniel Blumenthal, Daniel Ragusano, Frank T Leone	**Título:**	Cluster Randomized Pragmatic Clinical Trial Testing Behavioral Economic Implementation Strategies to Improve Tobacco Treatment for Patients With Cancer Who Smoke
DOI:	10.1200/JCO.23.00355	**Data:**	2023 Jul 19
Site:	PubMed Central (PMC)	**Editora:**	Journal of Clinical Oncology

Fontes de imagem

As imagens não listadas são de criação própria ou foram adquiridas com licença apropriada. Todos os direitos estão reservados para essas imagens.

Para todas as outras imagens listadas aqui:
Nenhuma das imagens foi modificada, apenas a resolução foi ajustada. Na versão eBook, as imagens foram compiladas em colagens numeradas. Todas as imagens permanecem sujeitas à sua licença original e são usadas de acordo com seus respectivos termos de licença. Se você descobrir erros de atribuição ou outras discrepâncias, entre em contato conosco.

Data da revisão final da imagem: 2025-02-11.

Licença utilizada

CC0	http://creativecommons.org/publicdomain/zero/1.0/deed.en

Créditos de imagem

[i1] - 001_001_001_image_dopamin.jpeg
https://upload.wikimedia.org/wikipedia/commons/d/d1/Dopamine-3D-struct.png

Date:	22 September 2009	**por:**	File Upload Bot (Magnus Manske)
Artista:	Chemgirl131	**License:**	Public domain

[i2] - 001_001_003_image_acetylcholinrezeptor.jpeg
https://upload.wikimedia.org/wikipedia/commons/3/38/Muscarinic_acetylcholine_receptor_M2-3UON.png

Date:	2012-02-16	**por:**	Takuma-sa
License:	CC0		

[i3] - 001_002_002_image_achtsamkeit.jpeg
https://upload.wikimedia.org/wikipedia/commons/c/c1/School_children_meditating.jpg

Date:	2014-10-13	**por:**	Farang Rak Tham
Artista:	Kochphon (Honey) Onshawee	**License:**	CC0

[i4] - 001_002_003_image_entspannung.jpeg
https://upload.wikimedia.org/wikipedia/commons/6/61/Relaxation_In_Nature_%28Unsplash%29.jpg

Date:	2017-05-01	**por:**	Fæ
Artista:	brookecagle	**License:**	CC0

[i5] - 001_002_003_image_gehirn.jpeg
https://upload.wikimedia.org/wikipedia/commons/5/50/Computed_tomography_of_human_brain_-_large.png

Date:	Uploaded	**por:**	Shashi.
Artista:	Mikael Häggström	**License:**	CC0

[i6] - 001_002_003_image_stress.jpeg
https://upload.wikimedia.org/wikipedia/commons/6/62/Canva_-_Woman_Feeling_Emotional_Stress.jpg
Date: 2016-07-04 **por:** Carovinc2
Artista: MismibaTinasheMadando **License:** CC0

[i7] - 001_003_001_image_kohlenmonoxid.jpeg
https://upload.wikimedia.org/wikipedia/commons/a/a7/Carbon-monoxide-3D-vdW.png
Date: 2007-05-05 **por:** Benjah-bmm27
License: Public domain

[i8] - 002_001_003_image_johanniskraut.jpeg
https://upload.wikimedia.org/wikipedia/commons/6/68/Hypericum_perforatum%2C_2023-06-20%2C_South_Side%2C_01.jpg
Date: 2023-06-20 **por:** Cbaile19
License: CC0

[i9] - 002_002_003_image_hypnose.jpeg
https://upload.wikimedia.org/wikipedia/commons/c/c6/Hypnotic-spiral.jpg
Date: 2011-03-13 **por:** Lawrencedwolf
License: CC0

[i10] - 002_003_001_image_serotonin.jpeg
https://upload.wikimedia.org/wikipedia/commons/f/fa/Serotonin-3D-vdW.png
Date: 2010-01-02 **por:** Esquilo
License: Public domain

[i11] - 002_003_001_image_ohrmuschel.jpeg
https://upload.wikimedia.org/wikipedia/commons/9/9a/Closeup_of_a_human_ear.jpg
Date: 2009 **por:** Matanya
Artista: he:משתמש:אנדר-ויק **License:** Public domain

[i12] - 003_001_002_image_meditation.jpeg
https://upload.wikimedia.org/wikipedia/commons/0/00/Meditation_Focus_Point.jpg
Date: 2024-12-12 **por:** Bondigoldwiki
License: CC0

[i13] - 003_003_001_image_nuesse.jpeg
https://upload.wikimedia.org/wikipedia/commons/a/ae/Pecans%2C_hazelnuts%2C_walnuts%2C_almonds%2C_Brazil_nuts_on_a_table_with_logs_2.jpg
Date: 2016-12-22 **por:** Baileynorwood
License: CC0

[i14] - 003_003_001_image_obst.jpeg
https://upload.wikimedia.org/wikipedia/commons/e/e0/Citrus_fruits.jpg
Date: 2005-01-15 **por:** MarkSweep
Artista: Scott Bauer, USDA **License:** Public domain

[i15] - 003_003_001_image_gemuese.jpeg
https://upload.wikimedia.org/wikipedia/commons/9/97/Child_working_selling_vegetables_in_downtown_Maracaibo.jpg
Date: 2013-03-16 **por:** Wilfredor
License: CC0

[i16] - 003_003_002_image_radfahren.jpeg
https://upload.wikimedia.org/wikipedia/commons/0/05/Military_cyclists_in_pace_line.jpg
Date: Taken **por:** Pimlottc
Artista: Airman Nathan Doza **License:** Public domain

[i17] - 004_002_002_image_selbstbild.jpeg
https://upload.wikimedia.org/wikipedia/commons/f/f0/Smoking_in_Iran_04.jpg

Date:	2020-05-28	**por:**	Mostafameraji
License:	CC0		

[i18] - 004_003_001_image_entspannungstechniken.jpeg
https://upload.wikimedia.org/wikipedia/commons/8/86/750x500px_photo_10.jpg

Date:	2022-09-23	**por:**	Resimi
Artista:	Unknown authorUnknown author	**License:**	CC0

[i19] - 004_003_002_image_suchterkrankungen.jpeg
https://upload.wikimedia.org/wikipedia/commons/5/55/Addiction_to_Medication.jpg

Date:	2014-03-02	**por:**	Tulsi
Artista:	guvo59	**License:**	CC0

[i20] - 005_002_002_image_atemtechniken.jpeg
https://upload.wikimedia.org/wikipedia/commons/9/94/USMC_Wounded_Warrior_Regiment_Warrior_Athlete_Reconditioning_Program_Swim_Camp_130717-M-DE387-077.jpg

Date:	Taken	**por:**	Fæ
Artista:	Capt. Ryan Powell	**License:**	Public domain

[i21] - 005_003_003_image_fitness.jpeg
https://upload.wikimedia.org/wikipedia/commons/d/db/Outdoor-Fitness_in_Berlin-Marzahn_%28Stangen_f%C3%BCr_Australian_Pull_Ups%29_an_der_Neue_Wuhle.jpg

Date:	2021-05-09	**por:**	Singlespeedfahrer
License:	CC0		

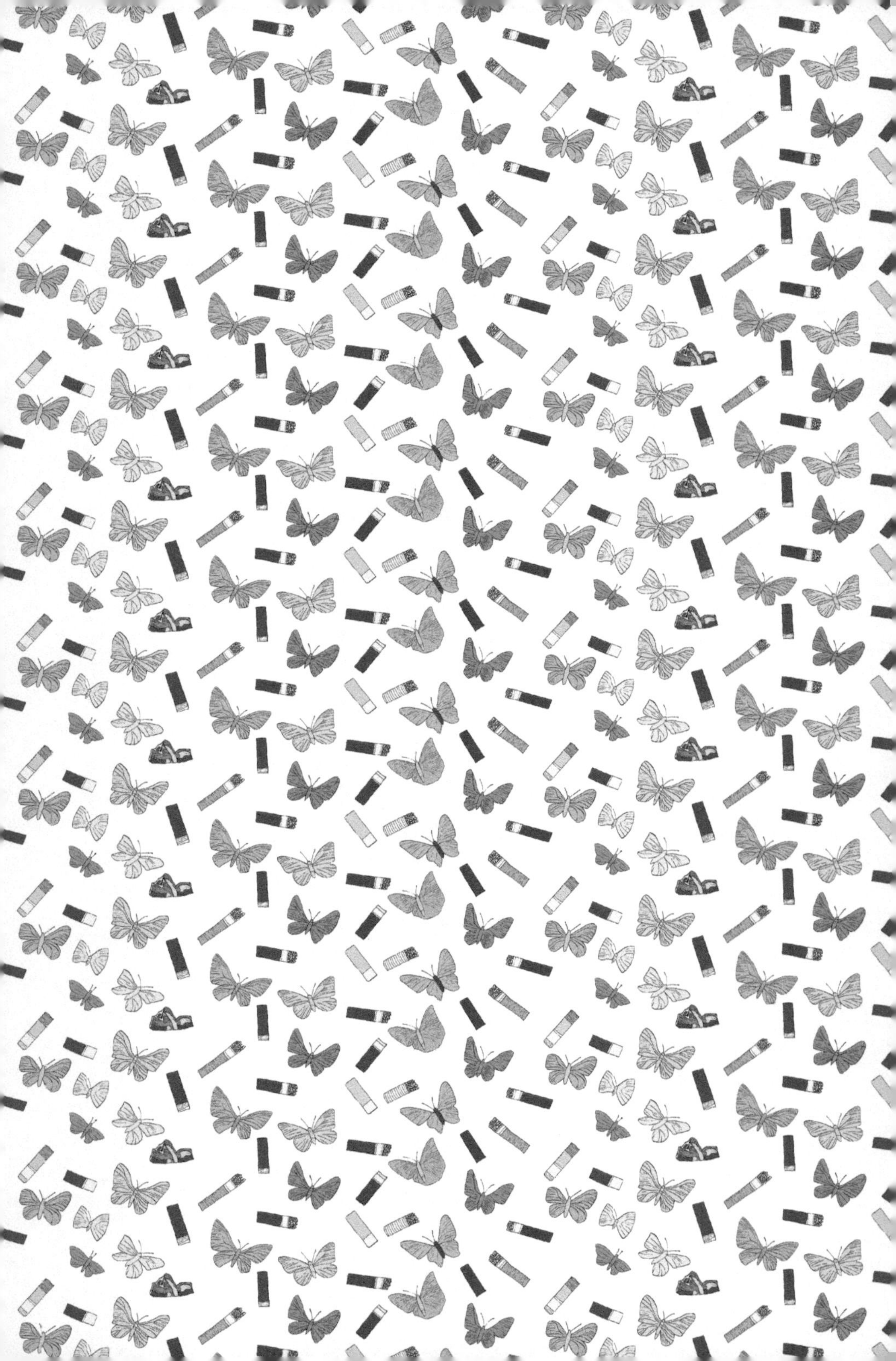

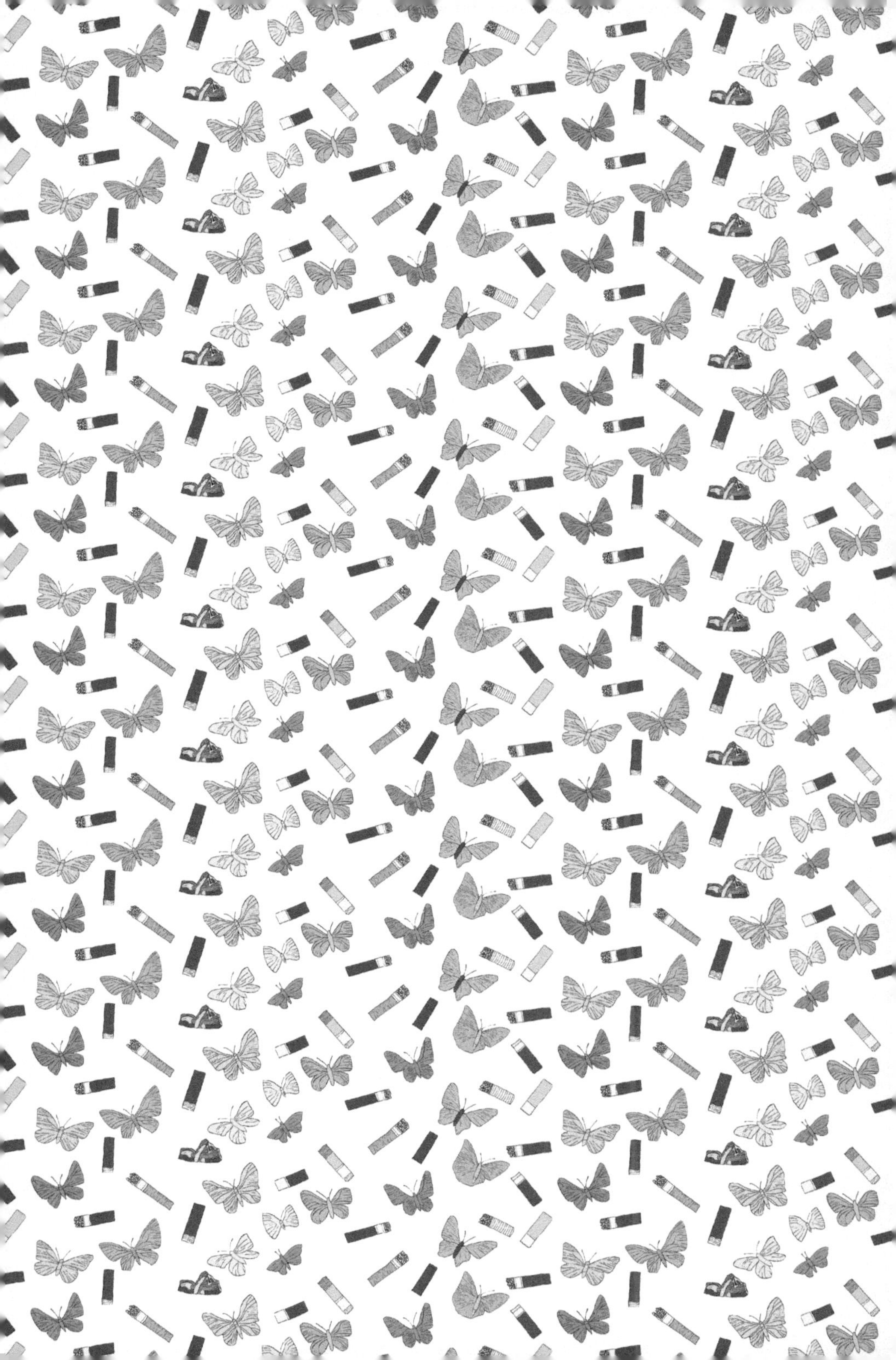

FSC
www.fsc.org
MIX
Papier | Fördert gute Waldnutzung
FSC® C083411

Kolibri 360 GmbH
Ferdinand-Jühlke-Straße 7
99095 Erfurt, Deutschland
produktsicherheit@kolibri360.de